Gastroenterologische Endoskopie Anleitung für die Praxis

Wiss. Autor: Dr. med. H.K. Paulus, Münster

Geleitwort: Prof. Dr. Dr. W. Domschke, Münster

vieweg

Die Deutsche Bibliothek - CIP-Einheitsaufnahme

Paulus, Harald Karl:
Gastroenterologische Endoskopie: Anleitung für die Praxis /
Harald Karl Paulus. - Braunschweig; Wiesbaden: Vieweg, 1995
ISBN 3-528-07872-3

Die Realisierung dieses Buches wurde mit der freundlichen Unterstützung der nachstehenden Firmen möglich:

Byk Gulden Lomberg Chemische Fabrik GmbH
Konstanz

Olympus Optical Co. (Europa) GmbH
Hamburg

Bildquellennachweis:
Die Abb. I-IX wurden von Olympus zur Verfügung gestellt.
Die Abb. 1-118 wurden von Herrn Dr. H.K. Paulus mit dem Gastroskop EVIS 100 Olympus/GIS 100 und dem Koloskop EVIS 100 Olympus/CS 100 erstellt und für dieses Buch als Dokumentationsmaterial aufbereitet.

Der Verlag Vieweg ist ein Unternehmen der Bertelsmann Fachinformation GmbH.

Konzeption und Realisation: Jürgen Weser, Gütersloh
Herstellung: Gütersloher Druckservice GmbH, Gütersloh
Gedruckt auf säurefreiem Papier
Printed in Germany

ISBN 3-528-07872-3

Inhaltsverzeichnis

Geleitwort

Die gastroenterologische Endoskopie hat sich seit Einführung der Glasfaseroptik durch B. Hirschowitz im Jahre 1958 gewaltig entwickelt und ist zu einem unverzichtbaren, vorrangigen Bestandteil unseres diagnostischen Repertoires geworden. Nachdem das Verfahren der „Ausspiegelung“ des Magen-Darm-Kanals lange Zeit in den Händen weniger Spezialisten an Kliniken gelegen hatte, wird heute vor allem die diagnostische Endoskopie des oberen und unteren Gastrointestinaltraktes - Ösophagogastroduodenoskopie und Koloskopie - zunehmend im niedergelassenen Bereich durchgeführt. Dementsprechend dankenswert ist die Initiative des Kollegen Dr. H. K. Paulus, mit dem vorliegenden Buch interessierten Ärzten für den Praxisalltag eine Anleitung für den Umgang mit den Möglichkeiten gastroenterologischer Endoskopie an die Hand zu geben. Die Lektüre des Werkes kann nach meiner Überzeugung das wechselseitige Verständnis zwischen zuweisendem und endoskopierendem Arzt und auch zwischen niedergelassenem und in der Klinik tätigem Experten wesentlich fördern. Daß es um den Dialog zwischen Praxis und Klinik hier in Münster erfreulich bestellt ist, mag dieses Geleitwort beweisen.

Das Buch gibt in seinem Textteil zunächst eine komprimierte, instruktive Einführung in die technische Handhabung der Endoskopie, wobei auch die moderne Version der Videoendoskopie mit Bilddokumentation, die der Qualitätssicherung dient, gebührend herausgestellt wird. Im Text ergänzen sich interessante Gerätedaten und wertvolle praktische Tips. Daneben und vor allem wird dem Arzt-Patienten-Gespräch der gehörige Stellenwert eingeräumt; denn schließlich sind wir keine Endoskopie-Ingenieure, sondern nutzen als Ärzte die diagnostische Dimension „Endoskopie“ für unsere Patienten, die mit ihren verständlichen Erwartungsängsten natürlich für ein einfühlsames Wort dankbar sind.

An die Darstellung der praktischen Durchführung endoskopischer Untersuchungen schließt sich ein Kompendium der häufigsten Erkrankungen von Ösophagus, Magen, Duodenum und Kolon an, wobei die diagnostischen Aspekte durch stichwortartige therapeutische Empfehlungen ergänzt werden. Die Informationen sind aktuell und berücksichtigen auch jüngste Publikationen, z.B. zum Stand der Eradikationsbehandlung des Helicobacter pylori. Das Bildmaterial im Atlasteil des Buches ist von erstklassiger Qualität und illustriert vorzüglich das geschriebene Wort. Hilfreich und didaktisch geschickt werden die Bilder von interpretierenden Skizzen begleitet.

Kurz gesagt - das vorliegende Werk ist von einem erfahrenen und engagierten Arzt und Endoskopiker aus der Praxis für die Praxis geschrieben. Ich möchte wünschen, daß der Leser beim Studium des Buches Herrn Kollegen Dr. H. K. Paulus sozusagen über die Schulter schaut und daß sich die Begeisterung des Autors, mit klarem Blick und kritischem Verstand zu endoskopieren, auf möglichst viele Ärzte überträgt - zum Wohle der uns anvertrauten Patienten.

Münster, Februar 1995

Prof. Dr. med. Dr. h.c. W. Domschke

Vorwort des Verfassers

Die Idee zu diesem Buch entwickelte sich in einem Gespräch über die Zukunftsperspektiven der Endoskopie im allgemeinen und der Videoendoskopie im besonderen. Ziel war es, das im Rahmen der täglichen praktischen Arbeit des endoskopisch-gastroenterologisch tätigen Arztes entstandene Bildmaterial - unter besonderer Berücksichtigung der Belange des Patienten - in geeigneter Form darzustellen.

Neben der angesprochenen patientenorientierten Betrachtungsweise wurde versucht, wichtige Aspekte - wie den Ablauf der endoskopischen Untersuchungen, die technischen Voraussetzungen, den Stellenwert der endoskopischen Untersuchungstechnik sowie die Darstellung wichtiger gastroenterologischer Krankheitsbilder - in Wort und Bild einheitlich zu präsentieren.

Unter bewußtem Verzicht auf den Anspruch der Vollständigkeit sollte für alle an der praktischen gastroenterologischen Endoskopie interessierten Kreise ein anschaulicher Einblick in dieses Fachgebiet ermöglicht werden, um Interesse zur Vertiefung der Thematik zu wecken.

Allen, die zur Entstehung dieses Werkes beigetragen haben, gilt mein ganz besonderer Dank!

Münster, Januar 1995

Harald K. Paulus

A Einführung

Salus Aegrotii
Prima Lex

Optimierung der ärztlichen Kooperation zum Nutzen des gastroenterologischen Patienten

Ziel dieses Werkes ist es, einen Beitrag zur Verbesserung der Zusammenarbeit zwischen den an Diagnostik und Therapie beteiligten Ärzten zu leisten. Hierdurch soll ein möglichst optimales Ergebnis im Hinblick auf die therapeutische Konsequenz des gesamten Untersuchungsganges erreicht werden.

Die täglichen Erfahrungen des endoskopisch/gastroenterologisch tätigen Arztes in der niedergelassenen Praxis sollen hierbei im Vordergrund stehen. Eine verbesserte Zusammenarbeit zwischen dem überweisenden Arzt und dem endoskopisch tätigen Gastroenterologen wird zu einer effektiveren und rasch einsetzenden Therapie zum Nutzen des Patienten führen, und zwar auf der Grundlage einer exakten und detaillierten Befundübermittlung.

Die hier im Vordergrund stehenden endoskopischen Untersuchungsmöglichkeiten des Magens („Magenspiegelung", Ösophagogastroduodenoskopie) sowie die endoskopische Untersuchung des Dickdarms („Darmspiegelung", Koloskopie) und die integrierbaren Elemente der Probengewinnung zur histologischen Diagnosesicherung bis hin zur therapeutischen Polypektomie können sämtlich ambulant durchgeführt werden. So kann dem Patienten ein stationärer Krankenhausaufenthalt erspart oder doch zumindest zu dessen Verkürzung deutlich beigetragen werden.

Wovon profitiert der Patient?

Das Ziel einer verbesserten Kooperation soll erreicht werden, indem unterschiedliche Aspekte des gesamten Untersuchungsablaufes, vom ersten Auftreten der Beschwerden bis hin zur gezielten, befundorientierten Behandlung des Patienten, berücksichtigt werden.

Die Zufriedenheit des in allen Teilaspekten gut betreuten Patienten steht hierbei ganz im Vordergrund und wird nach erfolgter Diagnostik als positive Rückkopplung das Verhältnis zu seinem überweisenden Arzt stärken. Dieses Vertrauensverhältnis hilft dem überweisenden Arzt, die empfohlene und mitunter auch langwierige Therapie, insbesondere auch unter Einbeziehung der psychischen Situation und des sozialen Umfeldes, bis zur Beschwerdefreiheit durchzuführen.

Die Darlegung der Indikationen sowie die Darstellung des technischen Ablaufes der einzelnen endoskopischen Untersuchungsverfahren soll zur Klärung der Frage beitragen, wann und mit welchem Ziel die Überweisung zum endoskopisch/gastroenterologisch tätigen Arzt erfolgen sollte.

Die Bedeutung des Arzt-Patienten-Gespräches

Die bereits angesprochene Befindlichkeit des Patienten vor, während und nach den diagnostischen Eingriffen wird entscheidend geprägt durch das vertrauenerweckende Arzt-Patienten-Gespräch. Neben der Darstellung sachlicher Aspekte zum technischen Untersuchungsablauf, der bestehenden Risiken, des ungefähren Zeitbedarfs und neben den Aspekten der Aufklärung sollte in adäquater Form mitfühlend auch auf die meist angstgeprägte psychische Verfassung des Patienten eingegangen werden.

Hierbei sollte das Ausmaß der nach wie vor negativ besetzten

„Mund-zu-Mund-Propaganda" bezüglich der endoskopischen Untersuchungsverfahren nicht unterschätzt werden. Ursächlich für dieses Negativimage sind allerdings auch unsachgemäß durchgeführte Untersuchungen.

Auch die Möglichkeiten der Prämedikation, die zum Teil unkritisch und unter Vernachlässigung einer adäquaten Nutzen-/Risikoabwägung eingesetzt werden, führen selbst unter Berücksichtigung der Amnesie erzeugenden Pharmaka nicht aus dem Dilemma. Dagegen wird ein patientenorientiertes Zusammenwirken des zuweisenden Kollegen und des endoskopisch tätigen Arztes deutlich zu einer verbesserten Erträglichkeit der Untersuchungssituation beitragen können.

Prämedikation

Nach Expertenmeinung sollte mit Hinblick auf den geringen Zeitaufwand von ca. 4-8 Minuten bei der Ösophagogastroduodenoskopie wegen des potentiell erhöhten Risikos auf eine Prämedikation möglichst verzichtet werden. Indikationen für ausnahmsweise durchgeführte Prämedikationen (zusätzlich zum Anästhesie-Spray) bleiben dennoch weiter bestehen. Diese Indikationen sind meist in der Altersstruktur oder der psychischen Verfassung des Patienten begründet.

Anders verhält es sich mit der Indikation zur Prämedikation bei der Koloskopie. Die Tolerabilität des hierbei oft ausgelösten viszeralen Schmerzes ist von Patient zu Patient sehr unterschiedlich und nicht vorhersehbar. Deswegen sollte bei Auftreten von Beschwerden mit der Applikation einer geeigeten Prämedikation nicht gezögert werden, und zwar in Absprache mit dem Patienten sowie unter Berücksichtigung der anatomischen Gegebenheiten und des bevorstehenden Zeitaufwandes.

Erhöhte Befundtransparenz

Einen Hauptansatzpunkt zur Verbesserung der angesprochenen Kooperation unter den beteiligten Ärzten hat die Weiterentwicklung der Endoskopie und insbesondere die Etablierung der Videoendoskopie geschaffen: Die sofortige Befunddokumentation mittels Video-Printer-Aufnahmen mit Darstellung der wichtigsten Befunde (z.B. florides Magenulkus, Kolonpolyp, ggf. mit einer Darstellung der komplikationslosen, blutungsfreien Polypektomie) ermöglicht durch die visuelle Nachvollziehbarkeit einer gestellten Diagnose eine deutlich erhöhte Befundtransparenz für den zuweisenden Kollegen (Abb. I).

Im Anschluß an die Untersuchung wird ein umgehend erstellter ärztlicher Befundbericht zusammen mit den entsprechenden Videobildern den zuweisenden Kollegen noch am Untersuchungstag in die Lage versetzen, therapeutische Maßnahmen einzuleiten (bei gravierenden Befunden sollte zur Vermeidung von nicht vorhersehbaren Patientenreaktionen die telefonische Befundübermittlung und anschließende postalische Zustellung bevorzugt werden). Insbesondere auch bei Verlaufsuntersuchungen kann der Vergleich der Video-Printer-Aufnahmen den zuweisenden Arzt in die Lage versetzen, den Heilungsverlauf unter Einbeziehung der Gesamtsituation selbst nachzuvollziehen und entsprechende Konsequenzen ggf. zu ziehen.

Insgesamt gesehen ist durch die Austauschmöglichkeit von bildhaft dokumentierten Videoendoskopiebefunden zwischen dem einweisenden Arzt und dem endoskopierenden Kollegen in bezug auf das früher oft „im dunkeln" liegende endoskopische Diagnoseverfahren eine deutlich verbesserte Rückkopplung ermöglicht worden.

Anleitung zur Endoskopie

Durch die komprimierte Darstellung des Ablaufes der endoskopischen Untersuchungsverfahren soll ein weiteres Anliegen realisiert werden: der Versuch, jungen Kollegen in der Endoskopieausbildung eine Hilfestellung zu bieten. Hierzu werden Hinweise zum adäquaten Umgang mit dem Patienten sowie auf anatomisch bedingte potentielle Gefahrenquellen (z.B. Perforationsgefahr bei Divertikeln etc.) beitragen.

Die fachkundige Anleitung durch erfahrene Kollegen während der Ausbildung sowie das Studium der einschlägigen Fachliteratur ist hierdurch jedoch nicht zu ersetzen. Die erforderliche Vertrautheit mit dem Geräteumgang vor dem ersten Patientenkontakt kann durch „Trockenübungen" zur räumlichen Orientierung sowie durch Übungen an Attrappenmodellen hergestellt werden.

Das hier vorgelegte Bildmaterial soll die rasche Orientierung in bezug auf die häufigsten pathologischen Endoskopiebefunde ermöglichen. Außerdem sollen die Bilder zeigen, mit welcher Prägnanz der optimale Einsatz der endoskopischen Untersuchungsmethode zur belegbaren und jederzeit nachvollziehbaren Diagnosesicherung beitragen kann.

Der Stellenwert der Endoskopie

Der Stellenwert der endoskopischen Untersuchungsverfahren hat durch die technische Weiterentwicklung (verbesserte Abwinkelbarkeit, Einsatz von Seitblickoptiken) und ganz besonders durch die Etablierung der Videoendoskopie im Vergleich zu den anderen einsetzbaren Diagnoseverfahren in der Gastroenterologie weiter zugenommen. Bei keinem anderen Untersuchungsverfahren kann in so idealer Weise eine direkte optische Bildgebung mit den Möglichkeiten der Probengewinnung zur Klärung histologischer und anderer Fragestellungen und den zusätzlichen Möglichkeiten des direkten therapeutischen Vorgehens, z.B. in Form von Polypektomie oder Verfahren der Blutstillung, kombiniert werden.

Die Möglichkeiten zur unmittelbaren Befundübermittlung durch die einfache Printer-Aufnahme-Technik oder digitale Speicherung sowie die Ausschaltung von Untersuchungsphasen mit „blindem Vorgehen" haben die diagnostische Spitzenstellung dieser Methode weiter ausgebaut.

Bildmaterial

Die Auswahl des dargestellten Bildmaterials wurde im wesentlichen aufgrund der Häufigkeit der Krankheitsbilder im Alltag des endoskopisch tätigen Arztes getroffen. Auf die Wiedergabe von Raritäten wurde bewußt verzichtet. Betont wird aber die Darstellung von Erkrankungen der Speiseröhre mit verschiedenen Formen und Ausprägungen der Refluxösophagitis sowie die Darstellung von Ulkuserkrankungen des Magens und des Zwölffingerdarmes. Auf eine repräsentative Darstellung des Gesamtspektrums wurde unter Berücksichtigung des komprimierten Umfanges bewußt verzichtet.

B Systemaufbau und technische Merkmale: Glasfaserendoskopie und Videoendoskopie

Systembausteine

Die wichtigsten Bausteine eines funktionierenden Endoskopiearbeitsplatzes mit den Möglichkeiten von Diagnostik und ggf. therapeutischer Intervention sind (Abb. II):

1. Glasfaserendoskope/Videoendoskope
2. Lichtquelle
3. Videoprozessor (bei Videoendoskopie)
4. Monitor (bei Videoendoskopie)
5. Dokumentationssysteme (Videorecorder, Videoprinter, Datenverarbeitungssyteme)
6. Hochfrequenzchirurgiegerät
7. Absaugpumpe

Die am häufigsten eingesetzten **Endoskope** sind die Ösophagogastroduodenoskope und die Koloskope. Für Spezialuntersuchungen - wie z.B. ERCP und Bronchoskopie - stehen speziell ausgerüstete Geräte zur Verfügung. Der genaue Aufbau eines Endoskops, mit den relevanten Unterschieden zwischen Glasfaserendoskop und Videoendoskop, wird im folgenden Kapitel ausführlich am Beispiel eines Gastroskops dargestellt. Hier wird außerdem auf die unterschiedlichen Prinzipien der Bild-/Lichtübertragung bei den verschiedenen Systemen eingegangen.

Als **Lichtquellen** werden heute sogenannte Kaltlichtquellen benutzt, bei denen das Untersuchungslicht von einer Halogen- oder Xenonlampe ausgeht. Die meisten Lichtquellen verfügen über eine integrierte Möglichkeit zur Luftinsufflation.

Der **Videoprozessor** stellt die zentrale Komponente eines Videoendoskopiesystems dar. Der Videoprozessor verarbeitet die Signale vom Videochip aus der Gerätespitze des Endoskops. Über ihn ist eine Weiterleitung der aufgefangenen Signale sowohl an den **Monitor** als auch an die verschiedenen Dokumentationsgeräte möglich. Er verfügt über Steuerungsmöglichkeiten für die Lichtquelle und sorgt über eine entsprechende Anpassung für eine optimale Ausleuchtung des Untersuchungsfeldes. Außerdem können Veränderungen der Kontrastgebung sowie Korrekturen der Farbgebung vorgenommen werden. Über den sogenannten Weißabgleich, bei dem die Instrumentenspitze auf eine weiße Fläche gerichtet sein muß, wird der Videoprozessor bei jedem Instrumentenwechsel neu angeglichen, um eine möglichst optimale Bildqualität zu erhalten. Das über die Optik (den Videochip der Gerätespitze) erfaßte Untersuchungsareal ist mit Hilfe des Videoprozessors auf dem Monitor zu verfolgen. Für eine adäquate Bildwiedergabe ist ein Monitor mit hoher Auflösung (mindestens 600 Zeilen) erforderlich.

Für die Befunddokumentation haben sich verschiedene **Dokumentationssysteme** bewährt. Die sofort verfügbare Video-Printer-Aufnahme ermöglicht die rasche Weitergabe von Befunden. Über Videorecorder kann der gesamte Untersuchungsvorgang aufgenommen und ggf. über Systeme der Datenverarbeitung komplett

Gemeinschaftspraxis
Dr. Muster Dr. Mustermann

Gemeinschaftspraxis Dr. Muster Dr. Mustermann
Alsterallee 20097 Hamburg

Gemeinschaftspraxis
Dr. Muster Dr. Mustermann

Dr. Nebenan
Wendenstr. 14

20097 Hamburg

Alsterallee
Telefon: 00330/78558

01.Februar 1995 Dr. Muster

Betr. **Beispiel, Mannfred, geb. 04.08.15**

Sehr geehrter Herr Kollege Nebenan,

vielen Dank für die freundliche Zuweisung Ihres o.g. Patienten, den ich soeben endoskopisch untersucht habe.

Anamnestisch hatten Sie freundlicherweise mitgeteilt, daß bei Herrn Beispiel seit Jahren ein Ulkusleiden besteht. Seit ca. 4 Wochen bestehen wieder Schmerzen im Oberbauch.

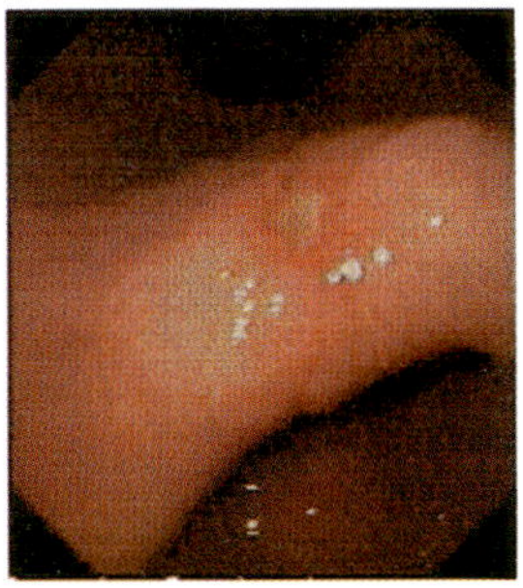

Gastroduodenoskopie: Untersuchung mit dem GIF-100-Videoskop. Zunächst unauffällige Ösophaguspassage. Im distalen Drittel ist die Ösophagusschleimhaut entzündlich gerötet. Es finden sich flammenförmige erosive Schleimhautalterationen, die auf die gesamte Zirkumferenz übergreifen.
Bei Inversion kommt eine axiale Hiatusgleithernie zur Darstellung.
Im Magen findet sich parallelstreifiges Schleimhautfaltenrelief. Direkt auf der Angulusfalte erkennt man ein kleines fibrinbedecktes Ulkus. Hier Entnahme mehrerer PE's aus dem Ulkusgrund und Ulkusrand. Der Pylorus ist rund und gut passierbar. Bulbus und postbulbäres Duodenum kommen ohne pathologischen Befund zur Darstellung.

Beurteilung: florides Ulcus auf der Angulusfalte.
Refluxoesophagitis Grad III bei axialer Hiatushernie

Das Ergebnis der feingeweblichen Untersuchung wird Ihnen -wie immer- direkt zugehen.

Therapeutisch halte ich aufgrund der vorliegenden Befundkonstellation die Gabe eines Protonenpumpenblockers in Kombination mit einem Antacidum und einem Prokinetikum für empfehlenswert. Bei Nachweis von Helicobacter pylori entsprechende Zusatztherapie, wie telefonisch bereits besprochen.

Mit freundlichen kollegialen Grüßen

(Dr. med. Muster)

Gastroskopie, 01.02.95, Beispiel Mannfred geb. 04.08.15, Seite 1 von 1

Abb. I: Beispiel eines elektronisch erstellten Befundbriefes mit integrierter Befundaufnahme

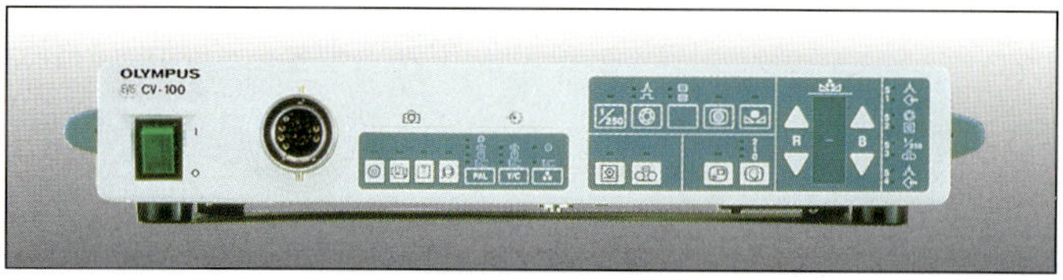

Videoprozessor

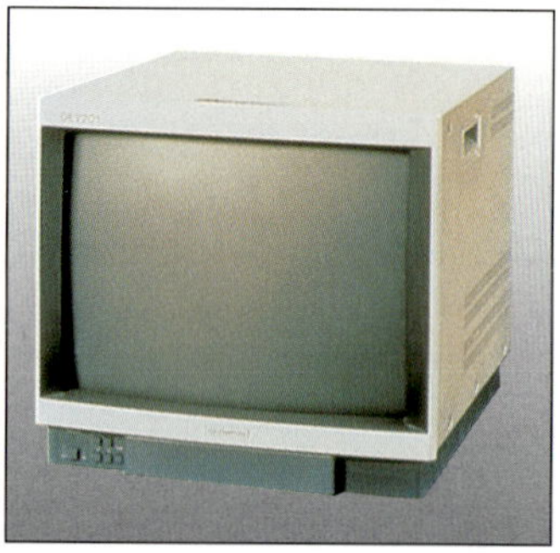

hochauflösender Monitor/ Dokumentationssysteme

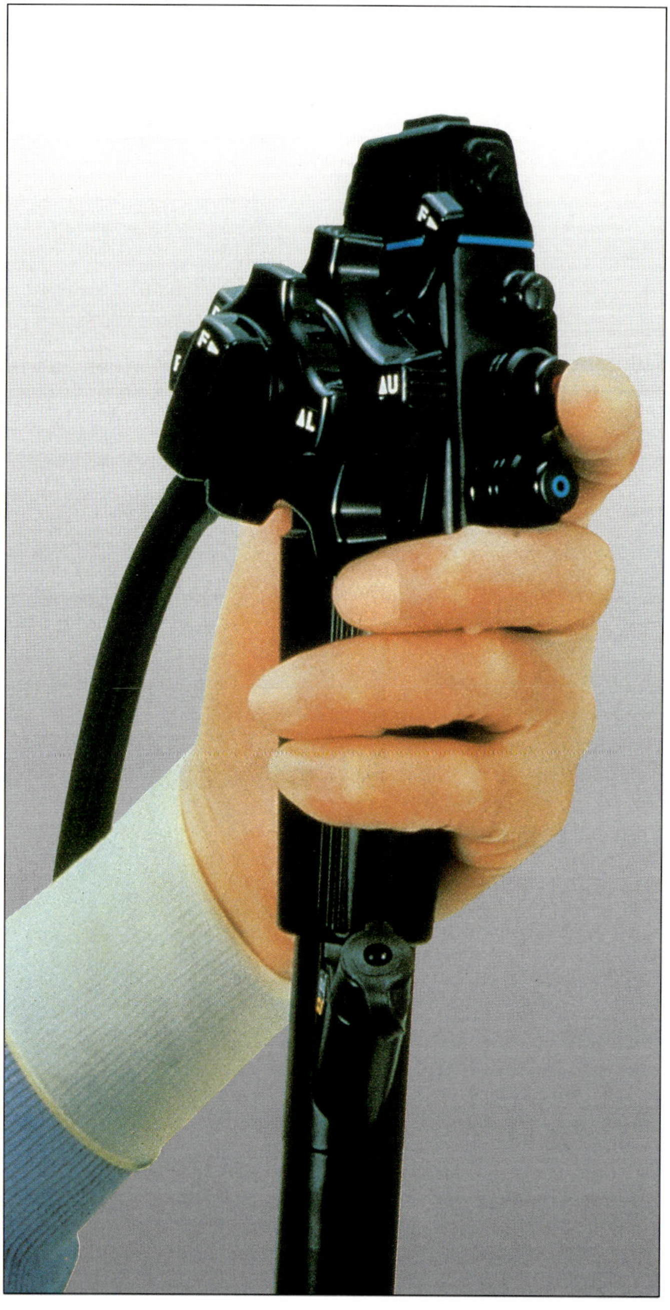

Abb. II: Schematischer Aufbau eines Videoendoskopiesystems

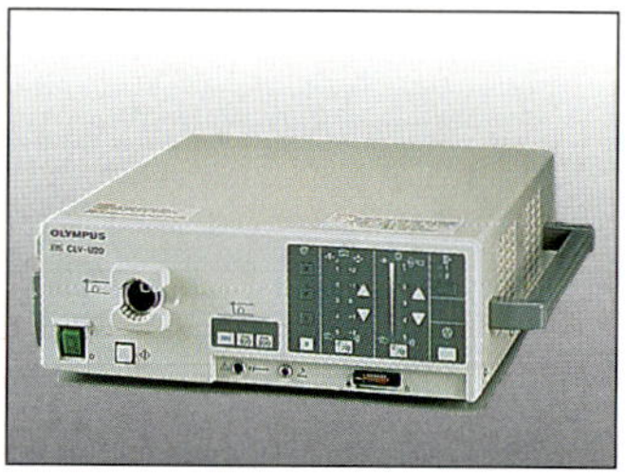

Xenon-Kaltlichtquelle

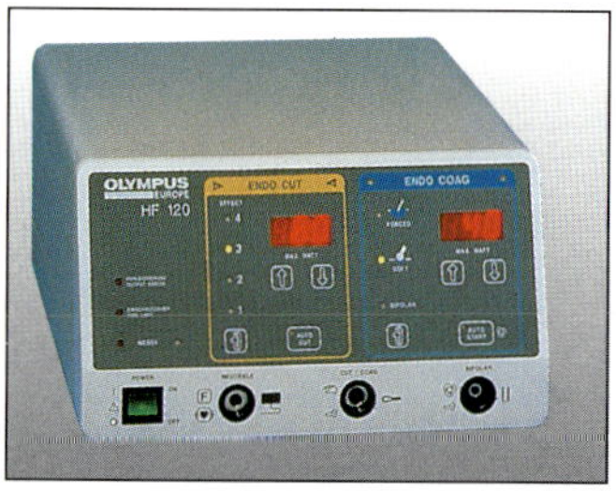

Hochfrequenzchirurgiegerät

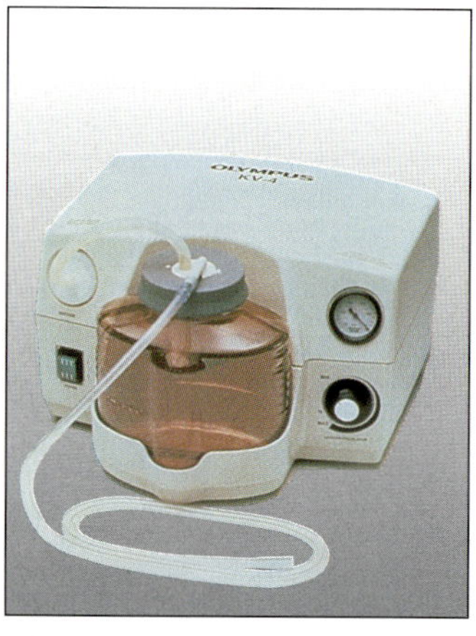

Absaugpumpe

oder in Einzelbildern gespeichert werden. Bildverarbeitungsprogramme integrieren die aufgenommenen Bilder in den Befundbrief des Arztes.

Mit den **Hochfrequenzchirurgiegeräten** steht ein bewährtes Verfahren für therapeutische Interventionen zur Verfügung. Auf das Prinzip der Hochfrequenzchirurgie und ihre wichtigsten Anwendungsmöglichkeiten wird im nächsten Kapitel besonders eingegangen.

Ein entscheidender Bestandteil eines Endoskopiesystems ist eine leistungsfähige und möglichst leise arbeitende **Absaugpumpe**; hiermit können alle Sekrete und Flüssigkeiten, die die Diagnostik und Therapie behindern, entfernt werden.

Technischer Aufbau der Endoskope

Während die erste am lebenden Menschen durchgeführte Gastroskopie mit einem starren Eisenrohr (Kußmaul, Freiburg, 1868) durchgeführt wurde, konnte nach Entwicklung von halbflexiblen Geräten (Schindler, München, 1932) im Jahre 1971 das erste vollflexible Endoskop vorgestellt werden (Firma Olympus, Japan). 1984 war das erste elektronische Endoskop (Videoendoskop) verfügbar (Firma Welch-Allyn, USA). Die hier wiedergegebenen Video-Printer-Aufnahmen wurden mit Hilfe der 1989 entwickelten Farbchip-Videoendoskope gewonnen (Firma Olympus, Japan, EVIS 100).

Endoskope bestehen aus drei Funktionselementen: Kontrollteil, Einführungsschlauch und Versorgungsschlauch (Abb. III).

a) Glasfaserendoskope

1. Kontrollteil (Abb. IV)

Im Kontrollteil sind alle Bedienungselemente des Endoskops so angeordnet, daß sie erforderlichenfalls mit einer Hand bedient werden können. Das Kontrollteil besteht aus folgenden Elementen:

Okular: Das Okular vergrößert das vom Objektiv aufgenommene Bild. Neben der Möglichkeit der Dioptrienanpassung für das Auge

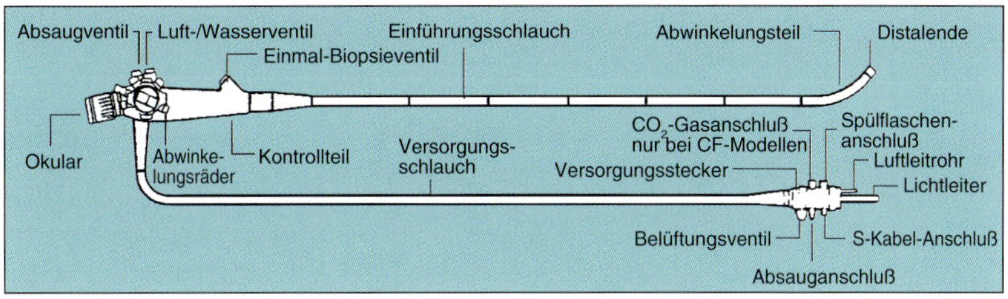

Abb. III: Aufbau eines Glasfaserendoskops

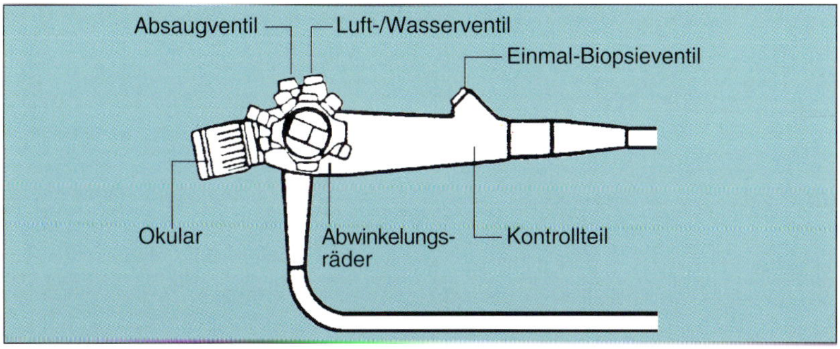

Abb. IV: Kontrollteil

des Untersuchers sind am Okular elektrische Kontakte für Zusatzgeräte (z.B. aufzusetzende Kameras) vorhanden.

Biopsieventil: Durch dieses Ventil können flexible Instrumente, wie z.B. Biopsiezangen, Sondennadeln etc., bis zur Gerätespitze vorgeführt werden.

Absaugventil, Luft-/Wasserventil: Das obere Ventil am Kontrollteil steuert den Absaugvorgang (der Anschluß für die Absaugpumpe befindet sich am Versorgungsstecker).

Die Luftzufuhr wird durch das untere Ventil geregelt. Bei angeschlossenem Versorgungsstecker und eingeschalteter Lichtquelle strömt permanent Luft durch das zentrale Loch dieses Ventiles. Verschließt man das Loch mit dem Finger, wird Luft in den Luftkanal und durch die Düse am Distalende geblasen. Die Wasserzufuhr erfolgt über das gleiche Ventil: durch Eindrücken des Ventiles wird Luft von der Luftpumpe in der Lichtquelle in die angeschlossene und gefüllte Wasserflasche gedrückt, und das Wasser wird dann über den Spülkanal im Versorgungsstecker und das Luft-/Wasserventil in den Wasserkanal gedrückt. Dieser Wasserkanal vereinigt sich bei den meisten Geräten am Distalende mit dem Luftkanal, so daß Wasser über die gemeinsame Düse austreten kann.

Abwinkelungsräder: Das Endoskop verfügt über zwei Abwinkelungsräder. Das größere, innenliegende Abwinkelungsrad steuert über zwei Seilzüge die Auf- und Abbewegung. Das kleinere, außenliegende vermittelt ebenfalls über zwei Seilzüge die Bewegung des Distalendes nach rechts und links. Über Arretierhebel können die Abwinkelungsräder in der eingestellten Position fixiert werden.

2. Einführungsschlauch (Abb. V)

Dieser Teil wird in den Patienten eingeführt und besteht aus dem flexiblen Schlauch, dem Abwinkelungsteil und dem Distalende.

Der Abwinkelungsteil kann je nach Endoskoptyp zwischen 100° und 240° abgewinkelt werden. Die Ummantelung des Abwinke-

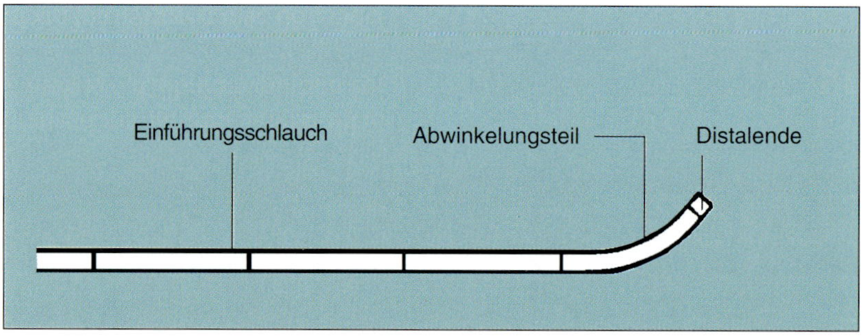

Abb. V: Einführungsschlauch

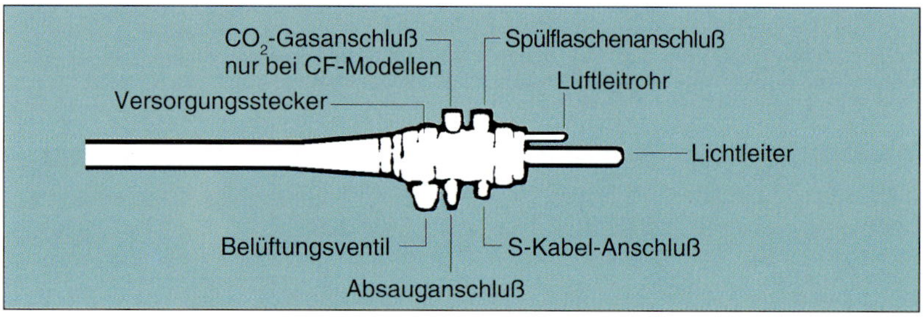

Abb. VI: Versorgungsschlauch

lungsteiles besteht aus Gummi und bedarf daher der sorgfältigen Handhabung und Pflege.

3. Versorgungsschlauch (Abb. VI)
Im Versorgungsschlauch sind Kanäle für Luftzufuhr, Spülung, Absaugen und Gas sowie Licht- und Bildleiter enthalten. Am Ende des Versorgungsschlauches ist der Versorgungsstecker angebracht. Am distalen Stück des Versorgungssteckers befinden sich der Lichtleiter sowie das Luftleitrohr. Außerdem sitzen hier die Kontaktstifte zur Steuerung der Photo- und Videoelektronik. Über den Versorgungsstecker wird das Endoskop an die Lichtquelle angeschlossen.

Ansonsten verfügt der Versorgungsstecker über einen Anschluß für die Spülflasche, einen Absauganschluß für die Verbindung zur Absaugpumpe und einen S-Kabelanschluß für die Verbindung zum Hochfrequenzchirurgiegerät.

Bei wasserdichten Endoskopen ist ein Belüftungsventil vorgesehen, das den Anschluß des Dichtigkeitstesters erlaubt (bei der Gassterilisation muß auf dieses Belüftungsventil unbedingt das Gassterilisationsventil aufgesetzt werden, um Schäden am Gerät zu vermeiden).

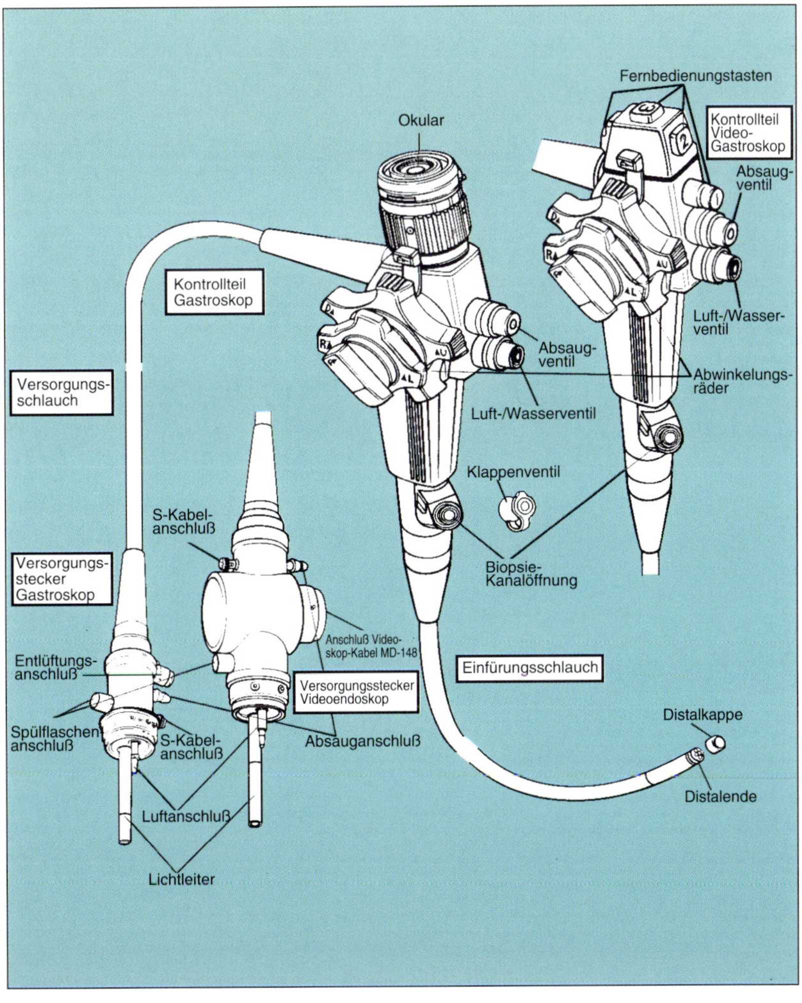

Abb. VII: Schematischer Vergleich: Glasfaserendoskop - Videoendoskop

b) Videoendoskope

Durch kontinuierliche Weiterentwicklung der Videoendoskope entsprechen Handhabung und Steifigkeit des Einführungsteils heute den Merkmalen der Glasfaserendoskope. Außerdem wurden die Ergebnisse im Bereich der Nahfokusoptik mit hochauflösenden Nahaufnahmen (Bildbereich 3 mm bis 100 mm) sowie der Bereich der Ausleuchtung durch doppelte Lichtleiter wesentlich verbessert. Die neueste Gerätegeneration verfügt über ein optisches System mit einem Blickwinkel von 140° und einem Schärfenbereich von 3-100 mm. Der Außendurchmesser des Einführungsteiles liegt unter 10 mm, der Abwinkelungsteil ermöglicht Bewegungen der Gerätespitze von 210° aufwärts, 90° abwärts, 100° nach rechts und 100° nach links. Über eine entsprechende Kombination der Abwinkelungsräder erreicht man eine maximale Abwinkelungsmöglichkeit von 240°. Der Kontrollteil besitzt bei den Videoendoskopen vier Fernbedienungstasten mit unterschiedlichen Funktionsmöglichkeiten.

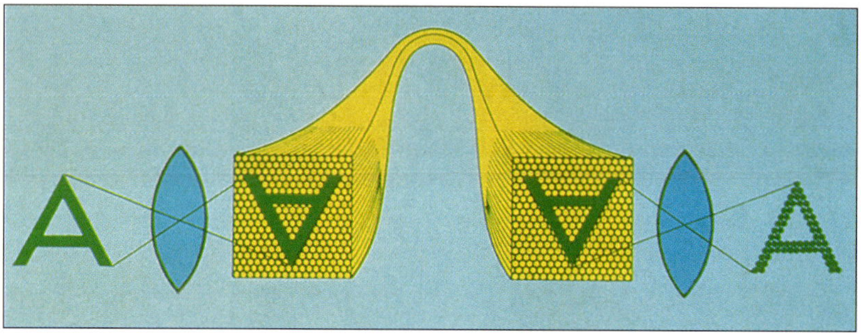

Abb. VIII: Bildübertragung über geordnete Faserbündel bei Glasfaserendoskopen

Bildübertragung und Lichtübertragung

a) Glasfaserendoskope

Die Glasfaserendoskope bestehen aus Bündeln haarfeiner und hochflexibler Einzelfasern. Ihr spezieller Aufbau aus einem hochbrechenden Kernglas und einem niedrigbrechenden Mantelglas bewirkt, daß das einfallende Licht im Bereich der Grenzflächen zwischen Kern und Mantel total reflektiert wird, so als ob die Faser von innen verspiegelt wäre (Abb. VIII). Aus diesem Grund läßt sich mit flexiblen Glasfasern das Licht auch in solche Hohlräume übertragen, die nur über gekrümmte Kanäle zugänglich sind. Die einzelnen Glasfasern können jeweils nur eine einzige Helligkeitsinformation übertragen. Für eine faseroptische Bildübertragung ist daher ein Faserbündel erforderlich, das ein Bild in Rasterpunkte zerlegt. Durch die spezielle und exakte Anordnung eines solchen Bildleitbündels wird gewährleistet, daß am Okular ein seitenrichtiges und aufrechtes Bild erscheint. Die Einzelfasern haben heute im allgemeinen einen Durchmesser von 30 μ für Lichtleiter bzw. 7-10 μ für Bildleiter. Dabei werden rund 7500 Fasern als Lichtleiter und ca. 25000 bis 40000 Fasern zu einem Bildleiter zusammengefaßt.

b) Videoendoskope

Bei Videoendoskopen befinden sich im distalen Ende des Endoskops ein Bildsensor (CCD-Chip) und eine Optik. Die Optik projiziert das zu betrachtende Objekt auf die Sensorfläche des Chips. Das einfallende Licht wird im Chip in elektronische Signale umgewandelt und an die Auswert-Elektronik weitergeleitet (Videoprozessor). Vom Videoprozessor wird die Bildinformation über Leitungen in den Betrach-

Abb. IX:
Prinzip der Bildübertragung beim Farbchip-System (EVIS 100)

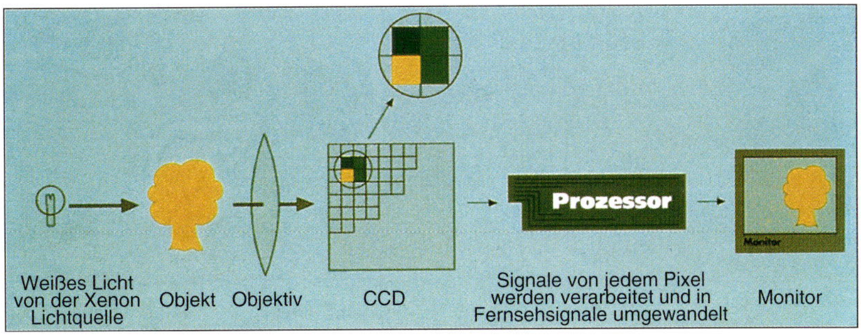

tungsmonitor gespeist, wo das Bild auf dem Bildschirm sichtbar wird (Abb. IX).

Ein CCD-Chip besteht aus einer Vielzahl von lichtempfindlichen Elementen, die Licht in elektronische Ladung verwandeln können. Vom Chip werden die Signale jedes einzelnen Elementes (Pixel) an den Videoprozessor weitergeleitet. Von hier aus können die verschiedenen Bildausgaben angesteuert werden (Monitor, Printer, Recorder etc.).

Aufbereitung von wasserdichten Endoskopen

Seit der Einführung wasserdichter Geräte (1983, OES-System, Olympus) sind Endoskope voll **einlegbar** und **desinfizierbar**. Ein vollständig desinfiziertes Endoskop nach jeder Untersuchung sollte eine Selbstverständlichkeit sein. Unzureichende Hygiene hat inakzeptable Folgen.

a) Maschinelle Aufbereitung

Durch die Wasserdichtigkeit der Endoskope und die Verwendung neuartiger Materialien, die Temperaturen bis zu 60°C aushalten, konnten Systeme entwickelt werden, die alle erforderlichen Reinigungs- und Desinfektionsschritte in standardisierter Form gewährleisten (z.B. Endo-Thermo-Desinfector). Reinigungsabläufe in Kombination mit speziellen Reinigungs- und Desinfektionsmitteln, die auf die anwendbare Temperatur abgestimmt sind, wirken hygienisch gegen HIV, TBC, HBV und das übrige relevante Keimspektrum.

Abgesehen von den offensichtlichen Vorteilen, die ein vollständig aufbereitetes Instrument für die Patienten hat, wird auch das Infektionsrisiko für das mit der Reinigung beauftragte Endoskopiepersonal minimiert.

Die maschinelle Aufbereitung reduziert die Raumluftbelastung mit Glutaraldehyd auf weniger als ein Zehntel des vorgeschriebenen Grenzwertes. Da die im Endo-Thermo-Desinfector benutzten Chemikalien über eine sehr gute biologische Abbaubarkeit verfügen, wird auch die Umweltbelastung durch die Reinigungslösungen verringert.

b) Manuelle Aufbereitung

Die manuelle Reinigung sollte nach einem genau festgelegten Schema und unmittelbar nach der durchgeführten Untersuchung erfolgen. Bewährt hat sich die Verwendung von sogenannten Reinigungswagen, bei denen die wasserdichten Endoskope nach erfolgter Vorreinigung und weiteren Reinigungsschritten komplett in Desinfektionslösung eingelegt werden können. Außerdem stehen hierbei spezielle Adaptersysteme zur Reinigung und Desinfektion der einzelnen Kanäle zur Verfügung.

Vorreinigung:
Unmittelbar nach jeder Untersuchung wird der Einführungsschlauch mit einem weichen Tuch abgewischt. Erst dann wird die Luftzufuhr an der Lichtquelle abgeschaltet, anschließend das Luft-Wasserventil entfernt und das blaue Reinigungsventil eingesetzt.

Mit Hilfe des Reinigungsventils können nun Luft und Wasser durch beide Kanäle gepumpt werden, indem das Reinigungsventil abwechselnd jeweils 10 Sek. gedrückt und wieder losgelassen wird. Danach kann die Lichtquelle ausgeschaltet werden. Jetzt wird das Distalende in eine desinfizierende Reinigungslösung gelegt, wobei 10 Sek. lang das Absaugventil betätigt wird. Nun werden mehrmals abwechselnd Luft und Reinigungslösung angesaugt. Jetzt kann die Absaugpumpe ausgeschaltet und das Endoskop von Lichtquelle und Absaugpumpe getrennt werden. Sämtliche Ventile werden abgenommen und separat in Reinigungslösung gelegt.

Dichtigkeitstest:
An dieser Stelle des Reinigungsvorganges sollte der Dichtigkeitstest durchgeführt werden. Hierdurch können Beschädigungen am Gerät frühzeitig erkannt und ein Schaden durch zusätzlich eintretende Feuchtigkeit vermieden werden.

Hauptreinigung:
Liegen keine Hinweise für eine Undichtigkeit am Gerät vor, beginnt die Hauptreinigung, indem die Reinigungsbürste ca. 20 cm schräg nach distal in den Absaugzylinder eingeführt wird. Danach wird sie in den Instrumentierkanal bis zum Distalende vorgeschoben, dann so weit gerade in den Absaugzylinder eingeführt, bis sie am Versorgungsstecker austritt. Wichtig ist, daß das Durchbürsten der Kanäle immer unter Wasser erfolgt, um eine potentielle Sprühkontamination zu vermeiden. Anschließend wird die Absaugpumpe wieder am Versorgungsstecker angeschlossen und eingeschaltet. Der Reinigungsansatz wird auf dem Instrumentierkanaleingang befestigt. Das Distalende und der Reinigungsansatz werden in die desinfizierende Reinigungslösung eingetaucht, wobei ca. 10 Sek. das Absaugventil betätigt wird. Das Endoskop wird in der Lösung mit einem weichen Tuch sorgfältig gereinigt, wobei dem Distalende besondere Aufmerksamkeit zu schenken ist. Mit Hilfe einer weichen Bürste werden alle Ventile vorsichtig gewaschen und gespült. Sämtliches Zubehör und alle Ventile werden gereinigt und klargespült. Zum Entfernen der Reinigungslösung wird das gesamte Endoskop in klares Wasser getaucht, gespült und herausgenommen. Anschließend wird für ca. 30 Sek. Luft angesaugt. Jetzt kann das Absauggerät ausgeschaltet werden und der Absaugschlauch und der Spülansatz für den Instrumentierkanal abgetrennt werden. Das Absaugventil und das Luft-Wasserventil werden dann erneut eingesetzt und die Absaugpumpe wieder am Versorgungsstecker angeschlossen und eingeschaltet. Das Distalende und der Reinigungsansatz werden in Wasser getaucht, wobei wieder 10 Sek. lang das Absaugventil betätigt werden muß. Anschließend wird das Endoskop aus dem Wasser genommen, der Reinigungsansatz entfernt, der Instrumentierkanal zugehalten und ca. 30 Sek. lang Luft angesaugt. Jetzt kann die Verbindung zur Absaugpumpe wieder entfernt werden.

Desinfektion:
Nach der Vor- und Hauptreinigung wird das Endoskop für die eigentliche Desinfektion vorbereitet. Nach der Entfernung sämtlicher Ventile wird es an die Desinfektionshandpumpe angeschlossen. Mit allem Zubehör wird es in die Desinfektionslösung gelegt. An den Absauganschluß wird eine Spritze angesetzt und die Desinfektionslösung so lange durch die Kanäle gedrückt, bis keine Luftblasen mehr aufsteigen (sofern vorhanden, Zusatzkanäle ebenfalls füllen). Anschließend kann die Desinfektionshandpumpe entfernt und das Endoskop für den empfohlenen Zeitraum in der Desinfektionslösung belassen werden. Nach Ablauf der Desinfektionszeit werden Endoskop und Zubehör mit Wasser klar gespült. Die Desinfektionshandpumpe wird erneut angeschlossen, um alle Kanäle gründlich durchzuspülen und letzte Desinfektionsmittelrückstände zu entfernen. Dann wird das Endoskop samt der Desinfektionshandpumpe auf eine Unterlage gelegt, um mit einer Spritze die Kanäle trockenzublasen. Nach Entfernen der Desinfektionshandpumpe wird die Aussenseite des Endoskops sorgfältig getrocknet. Erst unmittelbar vor der nächsten Untersuchung werden die getrockneten Ventile mit Siliconöl behandelt und wieder eingesetzt. Bevor die Endoskope zur Aufbewahrung weggehängt werden, sollte der Luft-Wasserkanal nochmals mit Hilfe der Lichtquelle getrocknet werden. Hierzu wird der Spülflaschenanschluß am Versorgungsstecker zugehalten und das Luft-Wasserventil für mindestens 30 Sek. im Wechsel gedrückt. Auch die Spülflasche muß gereinigt, desinfiziert und gespült werden.

Das Prinzip der Hochfrequenzchirurgie

Mit Hilfe der Hochfrequenzchirurgie stehen im Rahmen der endoskopischen Untersuchungen verschiedene Interventionsmöglichkeiten zur Verfügung. Es kann unter anderem die Polypektomie mit der elektrischen Schlinge durchgeführt und so dem Patienten eine belastende Operation mit Narkose und Laparotomie erspart werden. Beim Einsatz der Hochfrequenzchirugie müssen verschiedene Effekte beachtet werden, die entstehen, wenn elektrischer Strom biologisches Gewebe durchfließt. Der **thermische Effekt** beschreibt die erwärmende Wirkung des elektrischen Stromes auf das Gewebe. Die Erwärmung hängt vom spezifischen Widerstand des Gerätes sowie von der Stromdichte und der Einwirkungsdauer ab. Elektrisch erregbare Zellen wie Nerven- und Muskelzellen werden von elektrischem Strom gereizt. Dieser **faradische Effekt** wirkt am stärksten bei 50 Hz. Um ihn zu vermeiden, verwendet man für die Hochfrequenzchirurgie Wechselstrom mit einer Frequenz von mindestens 300.000 Hz. Der **elektrolytische Effekt** beschreibt die Ionenverschiebung, die in biologischem Gewebe durch elektrischen Strom hervorgerufen wird. Bei Verwendung von hochfrequentem Wechselstrom wird die Bewegungsrichtung der Ionen entsprechend der Frequenz des Stromes immer wieder umgekehrt, so daß keine Ionenverschiebung, sondern ein Hin- und Herschwingen der Ionen entsteht.

Die Hochfrequenzchirurgie basiert auf dem **thermischen Effekt**, den elektrischer Strom endogen im Gewebe verursacht. Der thermische Effekt wird genutzt, um gezielt Gewebe zu zerstören. Prinzipiell stehen mit der thermischen **Gewebekoagulation** und mit der **Gewebetrennung** zwei Anwendungsmöglichkeiten zur Verfügung. Bei der Gewebekoagulation wird das Gewebe durch den elektrischen Strom ausreichend langsam erhitzt, wobei das Wasser der intra- und extrazellulären Flüssigkeit verdampft. Hierdurch schrumpft das Gewebe mehr oder minder stark zusammen. Auch die perforierten Blutgefäße unterliegen einer Schrumpfung. Der Umfang der Gefäße verringert sich so weit, daß die Gefäßperforation wieder völlig verschlossen wird und die Blutung sistiert.

Wird eine **Gewebetrennung** angestrebt, muß der elektrische Strom das zu trennende Gewebe an der vorgesehenen Stelle so schnell erhitzen, daß das Wasser der intra- und extrazellulären Gewebeflüssigkeit keine Zeit zum Verdampfen hat. Durch die schnell ansteigende Temperatur in der Zellflüssigkeit und den dadurch rasch entstehenden Dampfdruck werden die Zellwand und in der Summation das Gewebe abgetrennt.

Es soll an dieser Stelle betont werden, daß der einwandfreie Zustand der sogenannten Patientenplatte einschließlich der Kabel und Stecker sowie das richtige Anlegen der Patientenplatte an den Patienten unabdingbare Voraussetzungen für eine einwandfreie Durchführung der Hochfrequenzchirurgie sind. Der gesamte hochfrequente Strom, der über die monopolare aktive Elektrode in den Patienten einfließt, muß über die Patientenplatte vom Patienten abgeleitet und zum Chirurgiegerät zurückgeführt werden. Bei fehlerhafter Handhabung kann der Strom über zufällige andere Kontakte abfließen und die dabei entstehende große Stromdichte zu Verbrennungen führen.

C Endoskopie/Videoendoskopie: praktische Durchführung

Die Ösophagogastroduodenoskopie

Die sogenannte „Magenspiegelung“, die Gastroskopie, wird in der Regel immer als Ösophagogastroduodenoskopie durchgeführt. Hierbei erfolgt also eine genaue Inspektion der Speiseröhre, des Magens sowie des Zwölffingerdarmes, nach Möglichkeit bis zum unteren Duodenalknie. Die Untersuchungsdauer liegt etwa bei 4-8 Minuten. Sind multiple Biopsien und andere zusätzliche Maßnahmen, z.B. in Form von Polypektomien und Techniken zur Blutstillung erforderlich, ist der Zeitbedarf entsprechend größer.

In den letzten Jahren ist der Stellenwert der Ösophagogastroduodenoskopie gegenüber der Röntgenuntersuchung des oberen Verdauungstraktes weiter gestiegen. Die Endoskopie des oberen Verdauungstraktes gilt als eine komplikationsarme Untersuchungsmethode mit diagnostisch hoher Aussagekraft bei gleichzeitiger Möglichkeit der Probengewinnung und Intervention. Die Einführung der **Videoendoskopie** hat die Möglichkeiten der gastroenterologischen Untersuchungstechniken durch die problemlose Befunddokumentation weiter ausgebaut. Durch das exzellente Auflösungsvermögen des integrierten Videochips macht sie eine überlegene Beurteilung von Schleimhautalterationen möglich. Bei der diagnostischen Einordnung von Motilitätsstörungen, etwaigen Wandveränderungen und extraluminären Raumforderungen unterstützt die Endoskopie die Röntgendiagnostik; die notwendigen Informationen für die Diagnose werden aus den sich **ergänzenden Untersuchungsverfahren** gewonnen.

Indikationen

Indikationen zur Durchführung einer Ösophagogastroduodenoskopie bilden zusammenfassend alle Fragestellungen akuter oder anhaltender Beschwerden im Bereich des oberen Verdauungstraktes. Die Indikationsstellung - bei zugewiesenem Patienten in der Regel festgesetzt durch den betreuenden Hausarzt - sollte neben der Abklärung akuter Beschwerden auch subakute oder chronische Beschwerden, die länger als zwei Wochen anhalten, großzügig umfassen.

In den Indikationsbereich gehören außerdem alle Formen von Schluckstörungen (Dysphagie), länger anhaltendes Sodbrennen („saures Aufstoßen“) sowie länger anhaltendes Druckgefühl und Schmerz hinter dem Brustbein (häufige Differentialdiagnose zur Angina pectoris). Weitere Indikationen sind länger anhaltende Schmerzen im Oberbauch, rezidivierendes Erbrechen sowie in erster Linie auch die Abklärung von unterschiedlichsten Blutungsmanifestationen, z.B. in Form von Kaffeesatzerbrechen, Hämatemesis, Teerstuhl und Hämatochezie. Eine endoskopische Abklärung ist außerdem indiziert bei Regurgitation, auch von unverdauten Speisen, insbesondere bei Verdacht auf Stenosebildung oder Divertikel des oberen Gastrointestinaltraktes. Einen wichtigen Beitrag leistet die endoskopische Untersuchung des oberen Gastrointestinaltraktes auch bei der Abklärung unspezifischer Symptome, z.B. bei unklarer Gewichtsabnahme, Anämie oder allgemeinem Leistungsabfall.

Das Arzt-Patienten-Gespräch

Eines der wichtigsten Elemente im gesamten Untersuchungsgang ist das vertrauenerweckende Gespräch mit dem Patienten. Nur der im Gespräch adäquat aufgeklärte und orientierte Patient wird bei entsprechender Motivation und erhöhter Kooperationsfähigkeit zu einer optimalen diagnostischen Auswertbarkeit bei möglichst kurzer Untersuchungsdauer beitragen. Der ängstlich verspannte Patient hingegen kann unter Umständen durch seine Abwehrhaltung, möglicherweise in Kombination mit ständigem Würgen, eine komplette Inspektion des oberen Gastrointestinaltraktes inklusive Probeexzision unmöglich machen.

Die Motivation des Patienten zur Durchführung der vorgesehenen Untersuchung wird um so besser sein, je eindeutiger es gelingt, bei klarer Indikationsstellung den Zusammenhang zwischen der **Ermittlung der Ursache** und den unmittelbar abgeleiteten **therapeutischen Konsequenzen** auf dem Boden einer gezielten Diagnostik klarzumachen. Im Patientengespräch sollten Möglichkeiten der Prämedikation unter sorgfältiger Darstellung und Abwägung des Nutzen-Risiko-Verhältnisses erörtert werden. Der Patient sollte über die ungefähre Untersuchungsdauer unterrichtet werden, wobei Hinweise über den Beitrag des Patienten zur Untersuchungsverkürzung die Mitwirkung fördern.

Die **Aufklärung** des Patienten muß Aspekte zur Häufigkeit von schweren Komplikationen umfassen. Diese liegt bei der Ösophagogastroduodenoskopie bei ca. 0,1 % und umfaßt im wesentlichen Perforation, Blutung, Infektionsrisiko sowie kardiopulmonale Zwischenfälle und etwaige Medikamentennebenwirkungen. Weiter benötigt der Patient Hinweise, wie er sich während und nach der Untersuchung verhalten sollte. Sowohl die potentiellen Nachwirkungen einer **Prämedikation** mit Hinblick auf die Verkehrstüchtigkeit als auch die Dauer der Auswirkungen von Anästhesie-Sprays auf die Reflexe des Schluckaktes müssen angesprochen werden.

Ein weiterer Aspekt ist die Darstellung von Vorzügen und etwaigen Nachteilen alternativer Untersuchungstechniken, um dem Patienten eine bessere Beurteilungsgrundlage zu schaffen.

Während manche Untersuchungszentren wegen der geringen Komplikationsrate eine schriftliche Einverständniserklärung für entbehrlich halten, empfehlen andere Experten, sich das Einverständnis des Patienten nach Aufklärung im Beisein von Zeugen möglichst bereits am Vortag schriftlich geben zu lassen.

Technik der Ösophagogastroduodenoskopie mit Bilddokumentation

Zur technischen Durchführung der Ösophagogastroduodenoskopie existieren mehrere Varianten. Die hier beschriebene Methode hat sich bewährt, weil sie die Vorzüge anderer Varianten kombiniert und so ein möglichst sicheres und für den Patienten wenig belastendes Verfahren darstellt.

Als besonders günstig hat sich erwiesen, während des Einführens des Endoskops und auch während der Untersuchung mit dem Patienten zu sprechen, wobei Informationen weitergegeben werden können (z.B. „Wir passieren gerade den Magenausgang.") oder von Angst und Würgen abgelenkt wird (z.B. „Atmen Sie jetzt bitte regelmäßig durch Mund oder Nase aus und ein.").

Die hier beschriebene Untersuchungstechnik erfolgt in Linksseitenlage des Patienten. Die Verwendung des Videoendoskops

Ösophagogastroduodenoskopie

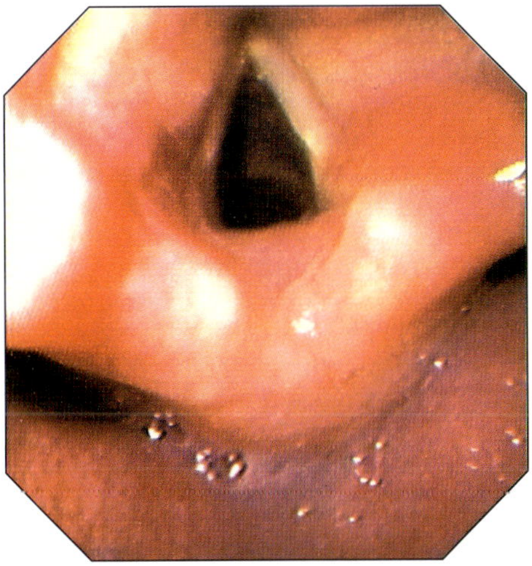

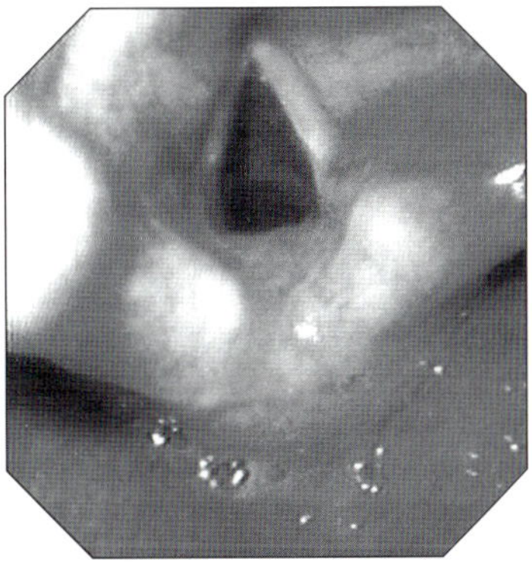

Abb. 1:
Blick auf Larynx mit Stimmbändern, dorsal Ösophagusmund, dorso-lateral Recessus piriformis

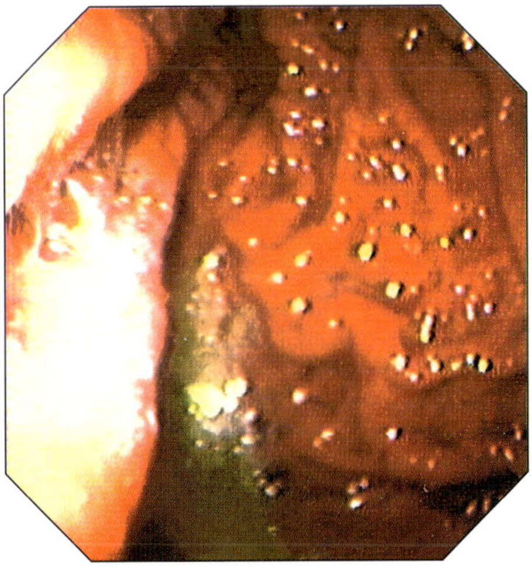

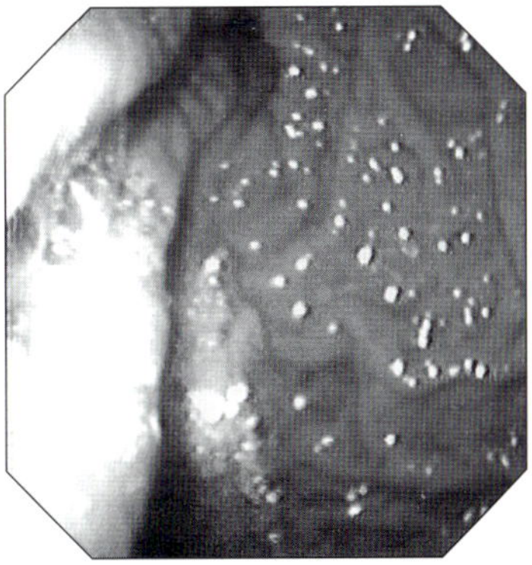

Abb. 2:
Nach der Kardiapassage: Blick auf Fornixkaskade: grünliches Sekret im Fundusbereich

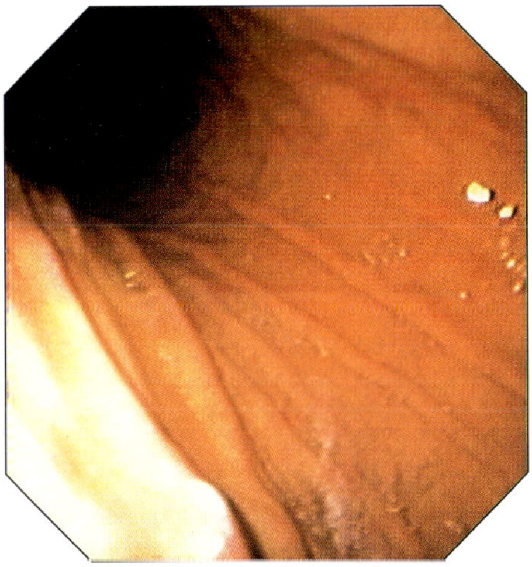

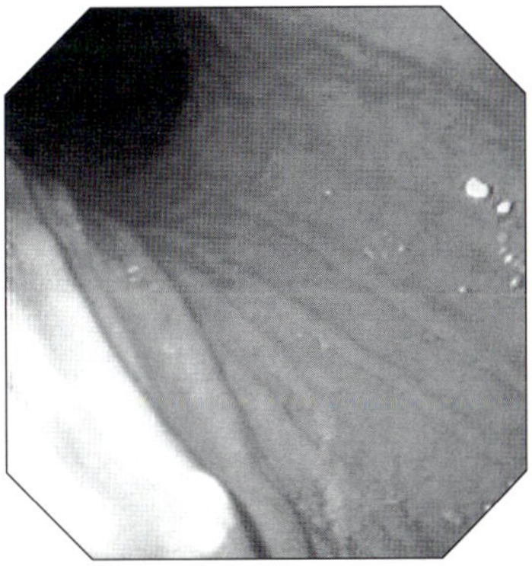

Abb. 3:
Magenkorpus, längsverlaufende Falten der großen Kurvatur

ermöglicht den Einsatz beider Hände beim Einführen des Endoskops bei gleichzeitiger visueller Kontrolle des Endoskopweges über den Monitor.

Zunächst wird ein Beißring über die Endoskopspitze gezogen. Der Untersucher umfaßt das Endoskopende ca. 10-15 cm vom Distalende entfernt mit der rechten Hand wie einen Bleistift. Nach der Aufforderung, den Mund weit zu öffnen, wird mit Hilfe von Zeigefinger und Mittelfinger der linken Hand auf der Zunge ein Kanal in Richtung Hypopharynx gebahnt. Hierdurch kann das potenziell gefährliche Abgleiten der Endoskopspitze nach links oder rechts in Richtung des Recessus piriformis verhindert werden. Erreicht man den oberen **Ösophagusmund** (Musculus cricopharyngeus), ergibt sich ein deutlich spürbarer, elastischer Widerstand.

An dieser Stelle wird der Patient aufgefordert, wie vorher vereinbart, zu schlucken, um die Passage des Ösophagusmundes zu erleichtern. Hierbei erschlafft die angesprochene Muskulatur, und die weitere Passage des Ösophagus ist problemlos und rasch möglich (Abb. 1).

Außer auf die Gefahr des Abgleitens der Endoskopspitze in einen Recessus piriformis muß auf die ebenfalls gefahrenträchtige Situation bei Vorliegen eines Zenker-Divertikels hingewiesen werden. Das Vorschieben der Gerätespitze in den Ösophagus muß hierbei unter Sicht äußerst vorsichtig ventral, also zur Vorderwand des Ösophagus, am Eingang des Zenker-Divertikels vorbei erfolgen.

Das Ende des Ösophagus ist meist deutlich erkennbar an der Übergangszone zwischen dem eher heller und gelblich erscheinenden Plattenepithel und dem mehr rötlich imponierenden Zylinderepithel der **Kardiaregion** (sogenannte Z-Linie).

Meist direkt dahinter kann der Hiatus diaphragmaticus als ringartige Einengung abgegrenzt werden. Ist die sogenannte „Z-Linie" vom Hiatus diaphragmaticus mehr als 2 cm entfernt, kann von einer beginnenden Hiatushernie ausgegangen werden.

Beim weiteren Vorschieben des Gerätes distal der Kardia sollte die Gerätespitze eher nach links abgewinkelt werden, um beim Vorliegen einer Fornixkaskade (Abb. 2) den Weg in Richtung **Magenkorpus** nicht zu verfehlen (Abb. 3).

Die weitere Passage bis zum **Angulus ventriculi** ist in der Regel unproblematisch (hier häufige Lokalisation von Magenulzera). Ein sogenannter „Angelhakenmagen" kann bei entsprechend scharfer Abwinkelung im Bereich des Angulus ventriculi die weitere Passage zum Pylorus erschweren. In einem solchen Fall erleichtert das Zurückziehen des Endoskops die Orientierung mit anschließend erneuter Zentrierung des **Pylorus**.

Die Pyloruspassage kann erforderlichenfalls durch die Aufforderung zum Atemanhalten erleichtert werden (Abb. 4).

Nach der Pyloruspassage stellt sich der **Bulbus duodeni** als meist glockenförmige und faltenfreie Schleimhautregion dar. Das Erreichen des **Duodenums** (Abb. 5) wird erleichtert durch eine Abwinkelung der Gerätespitze nach dorsal und kaudal, was dem Verlauf der anatomischen Situation entspricht (d.h. für den Untersucher eine Abwinkelung der Gerätespitze nach rechts und nach unten).

An dieser Stelle bewirkt ein vorsichtiges Zurückziehen des Endoskops mit der dadurch verbundenen „Streckung" des Gerätes ein Vorgleiten der Endoskopspitze in das absteigende Duodenum. Durch weiteres Vorschieben erreicht man in der Regel das untere **Duodenalknie**.

Ösophagogastroduodenoskopie

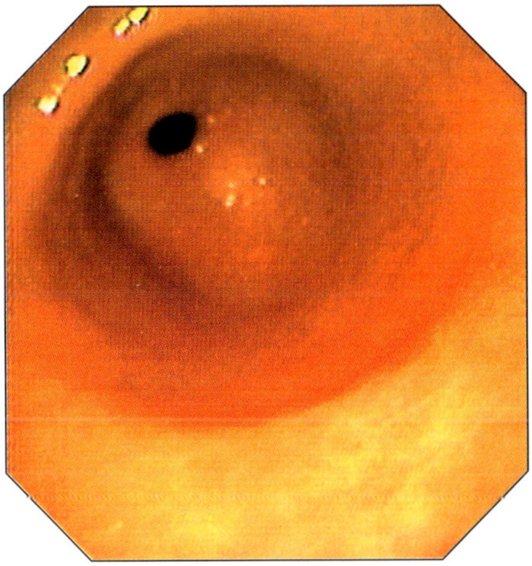

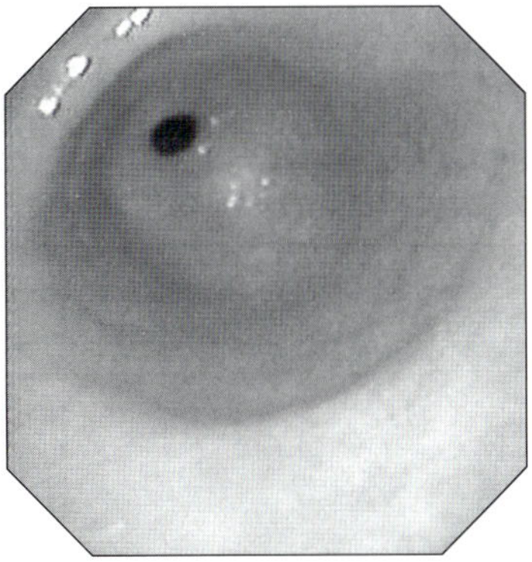

Abb. 4:
Blick auf Magenantrum und Pylorus

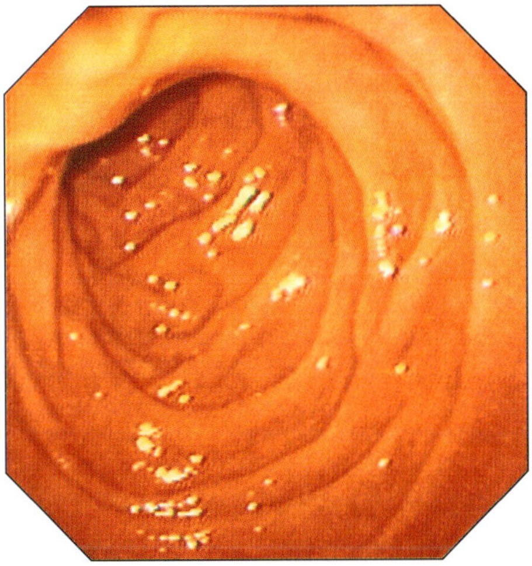

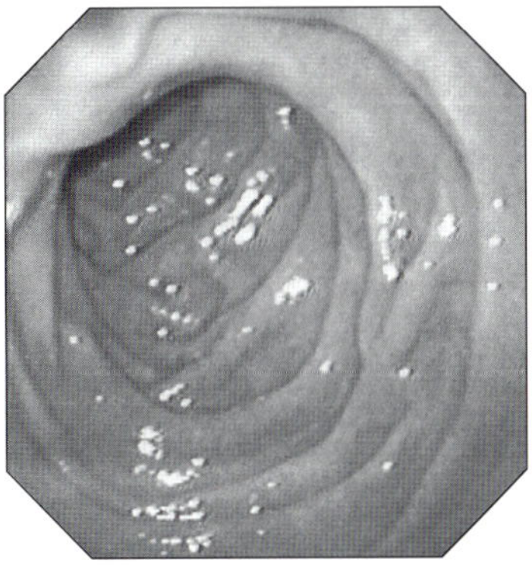

Abb. 5:
Duodenum: normale Kerckring-Falten

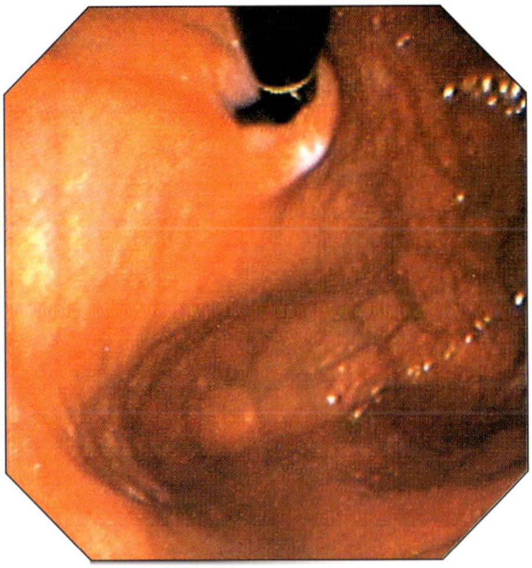

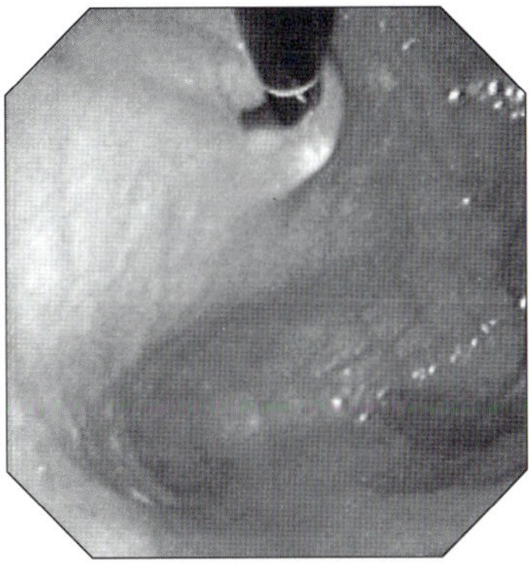

Abb. 6:
Blick auf Kardia und geblähte Fornixregion in Inversionstechnik

Ein weiteres Vorgehen in Richtung des „Treitzschen Bandes" ist nur bei geplanter Histologiegewinnung, z.B. bei Verdacht auf Sprue oder Morbus Whipple erforderlich.

Auf dem Rückweg sollte die nach Möglichkeit lückenlose, eigentliche Inspektion der Schleimhautareale erfolgen. Die **Duodenalpapille** wird bei Geräten ohne Seitblickoptik meist nur tangential sichtbar. Beim weiteren Zurückgehen muß dem direkten postpylorischen Bereich zur Vermeidung von „toten Winkeln" besondere Aufmerksamkeit geschenkt werden.

Insbesondere bei Vorliegen eines Angelhakenmagens muß der Bereich des Angulus ventriculi besonders sorgfältig inspiziert werden, möglichst unter Vermeidung eines zu raschen Vorbeigleitens der Endoskopspitze.

Die **Fornixregion** wird in Inversionstechnik inspiziert. Das Inversionsmanöver gelingt, indem nach Zurückziehen des Endoskops bis knapp unterhalb der Kardia das Gerät unter gleichzeitiger Abwinkelung der Gerätespitze in Richtung kleine Kurvatur (d.h. für den Untersucher nach oben) wieder vorgeschoben wird. In dieser Inversionshaltung kann neben der **Kardiaregion**, mit evtl. Darstellung einer glockenförmigen Hiatushernie, auch die möglicherweise vorher nicht ausreichend inspizierbare Angulusregion untersucht werden (Abb. 6).

Auch die Inspektion des Ösophagus sollte ausreichend langsam und gründlich verlaufen. Das Vorliegen eines sogenannten „Barrett-Ösophagus" infolge einer Zylinderzellmetaplasie ist durch eine intensivere Rotfärbung erkennbar.

Die Entnahme von Biopsien sollte nach Möglichkeit immer mit senkrecht aufgesetzter Zange erfolgen. Es werden einerseits gezielt alle auffälligen Schleimhautareale angesteuert, wobei, wenn Ulzera vorliegen, zahlreiche Biopsien sowohl aus dem Ulkusgrund als auch aus dem Randbereich entnommen werden sollten. Seitdem der Nachweis von Helicobacter pylori für die Diagnostik immer bedeutsamer geworden ist und bei positivem Befund entsprechende therapeutische Konsequenzen zur Verfügung stehen, sollten auch bei makroskopisch nicht erkennbaren Veränderungen sowohl aus dem Antrum als auch aus dem Korpusbereich jeweils Biopsien entnommen werden.

Die Koloskopie

Sowohl die Vorbereitung als auch die Durchführung einer diagnostischen Endoskopie können in der Regel ambulant erfolgen. Bei zu erwartenden therapeutischen Eingriffen in Form von z.B. Polypektomien ist der Ausschluß einer gestörten plasmatischen oder zellulären Gerinnung erforderlich. Zur Klärung spezieller Fragestellungen kann der Untersuchung mit dem flexiblen Koloskop zur Inspektion der distalen Darmabschnitte eine Untersuchung mit kurzen, starren Proktoskopen oder längeren Rektosigmoidoskopen vorausgehen. Hierbei sind oft zusätzliche Informationen im Bereich des Hämorrhoidalplexus und im Bereich des Analkanales zu erhalten.

Indikationen

Die häufigsten Gründe für die Durchführung einer endoskopischen Dickdarmuntersuchung sind Angaben des Patienten über veränderte Stuhlgewohnheiten, Blut- und Schleimbeimengungen oder länger anhaltende Bauchschmerzen.

Wie bei der endoskopischen Untersuchung des oberen Gastrointestinaltraktes stellen auch unspezifische Symptome wie Gewichtsabnahme, Leistungsminderung, Anämie sowie der Nachweis von okkultem Blut im Stuhl Indikationen zur endoskopischen Untersuchung des Dickdarmes dar.

Alle diagnostisch unklaren Befunde, die radiologisch im Rahmen einer Kolonkontrastuntersuchung erhoben werden, müssen mit Hilfe der Endoskopie gegebenenfalls auch histologisch geklärt werden. Patientengruppen mit einem z.B. familiär erhöhten Karzinomrisiko müssen endoskopisch überwacht werden.

Auch in jüngster Zeit weisen Studienergebnisse erneut darauf hin, daß koloskopische Untersuchungen im Rahmen von Vorsorgeuntersuchungen (Check-up) insbesondere bei über 50jährigen Patienten bezüglich der Häufigkeit diagnostisch relevanter Ergebnisse weiter unterschätzt werden. Zur frühzeitigen Erfassung von polypösen und etwaigen karzinomatösen Veränderungen sollte zumindest die wenig belastende Sigmoidoskopie durchaus häufiger empfohlen werden.

Vorbereitung und Prämedikation

Voraussetzung für eine diagnostisch sichere Untersuchung des Kolons ist eine adäquate Vorbereitung mit dem Ziel einer möglichst guten Reinigung aller Kolonabschnitte.

Prinzipiell stehen hierfür drei Methoden zur Verfügung, die z.T. in unterschiedlicher Kombination eingesetzt werden.

Dazu gehören spezielle oral oder durch Sonden applizierbare Trinklösungen. Da hierbei größere Mengen von Flüssigkeit aufgenommen werden müssen, sollten ältere und insbesondere herz- und niereninsuffiziente Patienten besonders betreut werden. Außerdem kann die Anwendung von größeren Flüssigkeitsmengen bei obstruierenden Darmerkrankungen zu erheblichen Problemen führen. Im übrigen führt die Applikation von Laxantien (z.B. Sennapräparate, X-Prep) in Kombination mit erhöhter Flüssigkeitszufuhr in der Regel zu ausreichend gut gereinigten Schleimhautverhältnissen.

Es existieren auch verschiedene Vorbereitungsschemata unter Einbeziehung von Klysmen oder auch Hebe-Senk-Einläufen.

Bei der Auswahl des Vorbereitungsmodus sollte auf die individuellen Besonderheiten und auch auf die Vorstellung des Patienten besonders eingegangen werden.

Wie bereits im Rahmen der Einführung (Kapitel Prämedikation) beschrieben, sollte die Indikation zur Prämedikation bei der Koloskopie unter exakter Berücksichtigung der Vor- und Nachteile großzügig gestellt werden.

Im Rahmen des Arzt-Patienten-Gespräches ist, neben den Aspekten der Aufklärung über den gesamten Untersuchungsablauf und etwaige Risiken etc., die Schaffung einer vertrauensvollen Atmosphäre von Bedeutung (siehe Einführungskapitel).

Technik der Koloskopie

Für die Durchführung der Koloskopie existiert keine einheitliche Vorgehensweise. Röntgenologische Bildwandlersysteme sind gelegentlich hilfreich, in der Regel aber bei ausreichender Erfahrung des Untersuchers nicht notwendig. Aufgrund der Beweglichkeit von großen Kolonanteilen (Fixierung nur bei Rektum, Colon descendens und Colon ascendens) ist eine topographische Zuordnung in der Regel schwierig. Der Weg der Koloskopie führt in der Regel über mehr oder weniger scharfe Knickbildungen durch das Rektum und Sigma. Der Sigma/Colon descendens-Übergang wird nach ca. 30 - 70 cm erreicht, nach Passage der linken Flexur wird das Colon transversum als triangelförmige Reliefstruktur erkennbar, nach Passage der rechten Flexur wird ca. 5 cm oberhalb des Zökalpoles die Ileozökalklappe sichtbar.

Um die Einführung des Koloskops zu erleichtern, wird die Applikation von Gleitgel unmittelbar vor der Untersuchung empfohlen.

Passage von Rektum und Sigma: Hierbei können die Kurven- bzw. Knickbildungen in der Regel durch Auf- und Abbewegungen der Gerätespitze in Kombination mit gleichzeitiger Drehung des Gerätes um die Längsachse passiert werden. Kurze Phasen ohne optimale Lumensicht sind hierbei vertretbar, wobei das Untersuchungsgerät an der Schleimhaut vorbeigleitet. Voraussetzung hierfür sind jedoch eindeutige Richtungsbestimmungen, fehlende Schmerzangabe durch den Patienten und das Ausbleiben von weißlicher Abblassung der ansonsten rötlich schimmernden Schleimhaut. Eine solche weißliche Veränderung der Schleimhautfärbung muß wegen der zugrundeliegenden Schleimhautdehnung als Warnzeichen erkannt werden. Auf unnötige Luftinsufflation sollte insbesondere im Rektum-Sigmabereich verzichtet werden. Statt dessen ist eine gelegentliche Luftaspiration für den gesamten Untersuchungsablauf günstig. Besonderer Erwähnung bedürfen die im Sigmaabschnitt häufigen Divertikel. Bei gleichzeitig bestehender Divertikulitis und Peridivertikulitis kann die Untersuchung erheblich erschwert sein. Außerdem besteht eine erhöhte Perforationsgefahr bei Divertikelintubation oder zu starker Wanddehnung.

Insgesamt ist bei der Koloskopie eine genaue Ort- und Distanzbestimmung nicht möglich. Annähernde Distanzangaben sind bei begradigtem Instrument dennoch sinnvoll. Bezüglich der Entstehung von Alpha- und Gammaschleifen, der ungünstigen inversen Schleifenbildungen sowie der Möglichkeiten zur Lösung von Alphaschleifen durch Drehung im Uhrzeigersinn, muß auf die Spezialliteratur verwiesen werden. Die Entwicklung einer N-Schleife sollte möglichst vermieden werden, da einerseits die weitere Passage durch scharfe Knickbildung am Übergang des Sigma zum **Colon descendens** fast unmöglich gemacht wird und andererseits durch eine starke Dehnung des Mesokolons starke Schmerzen für den Patienten entstehen können. In diesem Fall muß das Gerät zurückgezogen werden und der Entstehung der sogenannten N-Schleife durch äußere Schienung mit aufgelegter Hand am mittleren Unterbauch entgegengewirkt werden. Diese sogenannte „äußere Schienung" wird sowohl im Sigmabereich als auch im Kolon descendens-Bereich und im Bereich der linken Flexur die Passage deutlich günstiger gestalten. Bei ausbleibendem Erfolg ist möglicherweise die Rechtsseitenlagerung für die weitere Passage hilfreich. In schwierigen Fällen kann ein Versteifungsrohr (Split-overtube) angewandt werden.

Bei Erreichen der **linken Flexur** sollte erneut ein Begradigungsmanöver durchgeführt werden. Die Passage des **Colon transversum** ist dann meistens mit einigen weiteren Vorschub- und Rückzugsmanövern möglich. Kurz vor Erreichen der **rechten Flexur** hat sich unterstützend die Luftaspiration bewährt. Hierbei wird die rechte Flexur auf die Gerätespitze zugesaugt.

Ist die rechte Flexur erreicht, erfolgt ein Abwinkelungsmanöver um 180° nach distal, anschließend ist ein Rückzugsmanöver bis auf ca. 70 cm Einführungslänge in der Regel möglich. Das Erreichen des

Zökalpoles wird bei ausbleibendem Vorschub durch erneute unterstützende Palpation des Unterbauches erleichtert. Gegebenenfalls sind Umlagerungsmanöver (halbe Bauchlage, Rückenlage) die entscheidende Hilfe. In 80 bis 90 % aller Untersuchungen ist auch die Inspektion des **terminalen Ileums** möglich, hierbei wird (gegebenenfalls unter Luftaspiration) die Gerätespitze in die Ileozökalklappe eingehakt. Unter gleichzeitigem Rückzugsmanöver ist die Inspektion des terminalen Ileums oft auf 20 bis 30 cm möglich.

Komplikationen sind bei der kompletten Koloskopie deutlich häufiger als bei der endoskopischen Untersuchung des oberen Gastrointestinaltraktes. Eine Perforation tritt bei der Sigmoidoskopie mit einer Häufigkeit von etwa 0,01 %, bei der Koloskopie mit einer Häufigkeit von ca. 0,3 % auf. Komplikationen entstehen meistens in der Lernphase der Untersucher durch zu ungeduldiges und bisweilen gewaltsames Vorgehen bei Vorschub- und Rückzugsmanöver. Zur Vermeidung von Komplikationen sollte jegliche Form von Luftüberblähung vermieden werden und prädisponierenden Faktoren, wie Divertikeln oder großen Ulzerationen, besondere Bedeutung beigemessen werden. Vorausgegangene Strahlentherapie im Darmbereich sowie jegliche vorbekannte Adhäsion sind als prädisponierende Risikofaktoren zu bewerten.

Insbesondere bei älteren Patienten kann durch eine inadäquate Darmdehnung der Entstehung von Hypotonien und Arrhythmien Vorschub geleistet werden. Zur Vermeidung von Komplikationen und zur Risikominimierung sollte jede Schmerzäußerung des Patienten sorgfältig registriert werden und deren Ursache z.B. durch Begradigungsmanöver oder Luftabsaugung beseitigt werden.

D Ausgewählte Erkrankungen des Gastrointestinaltraktes

Die Häufigkeit der gastrointestinalen Erkrankungen im einzelnen ergibt sich aus der von Fahrländer 1985 (Schweiz Med Wochenschr 1985; 115: 939) veröffentlichten Studie, bei der ca. 15000 Patienten von niedergelassenen Gastroenterologen untersucht wurden. Berücksichtigt man den hohen Anteil abdominaler Beschwerden ohne objektiven Befund, wird man bei den diagnostisch faßbaren Veränderungen bei ca. einem Drittel der Patienten auf die Hauptgruppe der Erkrankungen stoßen, nämlich Refluxösophagitis, Ulcus ventriculi und Ulcus duodeni.

Art der Erkrankung	%
abdominale Beschwerden ohne objektiven Befund	37,5
Refluxösophagitis, Ulcus ventriculi und duodeni	20,0
Gallenblase, Gallenwege, Pankreas	11,0
proktologische Erkrankungen	6,7
Lebererkrankungen	5,3
bakterielle, virale, parasitäre Infekte	4,6
Tumoren	4,0
chronisch entzündliche Darmerkrankungen	3,3
benigne Kolonerkrankungen (Polypen, Divertikel, Ulzera)	3,2
akutes Abdomen (als Notfall selten bei Gastroenterologen)	1,4
benigne Dünndarmerkrankungen (Sprue, Whipple)	0,2
keine gastroenterologischen Leiden	2,6

I. Erkrankungen des Ösophagus

Allgemeine Symptomatologie der Speiseröhrenerkrankungen
Das Hauptsymptom ist die Dysphagie. Hierunter versteht man allgemein eine retrosternale Mißempfindung in unmittelbarem zeitlichen Zusammenhang mit dem Schluckakt. Dieses Symptom wird z.B. bei Stenosebildungen sowie bei der Achalasie beobachtet. Das Auftreten der Dysphagie ist in der Regel ein unbedingt abklärungsbedürftiges, alarmierendes Symptom.

Das als schmerzhaft empfundene Schlucken, die Odynophagie, wird von den betroffenen Patienten hauptsächlich bei verschluckten Fremdkörpern, bei Ulkusbildungen sowie bei schweren Formen der Refluxösophagitis beschrieben.

Ein Dauerschmerz wird oft im Zusammenhang mit Ösophagusvarizen oder ulzerierenden Ösophaguskarzinomen beschrieben.

Die Regurgitation, das Hochwürgen (ohne Erbrechen) von Flüssigkeiten und/oder unverdauten Speiseresten, ist typisch bei Stenosen und z.B. bei Divertikeln. Saurer Magensaft ist bei der Regurgitation typischerweise nicht vorhanden.

Brennen im Ösophagus, meist retrosternal lokalisiert, ist das typische Symptom für einen gastroösophagealen Reflux von saurem Magensaft oder aber auch von Gallenflüssigkeit.

Das Globus-Gefühl ist ein würgendes Fremdkörperempfinden, das zumeist in Höhe des Jugulums projiziert wird. Hierbei handelt es sich um eine Kontraktion des oberen Ösophagussphinkters.

Blutungssymptome bei Speiseröhrenerkrankungen werden in erster Linie bei Ulzera, bei Tumorerkrankungen sowie beim Mallory-Weiss-Syndrom gesehen. In besonders heftiger Form und zumeist lebensbedrohlicher Ausprägung tritt die Blutung bei den unter hohem Lumendruck stehenden Ösophagusvarizen auf.

1. Refluxösophagitis

Die Refluxösophagitis ist die häufigste Erkrankung der Speiseröhre. Ursächlich liegt ein Versagen der komplexen Antireflexmechanismen zugrunde, wobei in 90 % der Fälle die Refluxösophagitis mit dem Auftreten einer Hiatusgleithernie assoziiert ist, aber nicht bei jeder Hiatusgleithernie eine Refluxösophagitis entstehen muß.

Symptome:
Typischerweise kommt es zu Sodbrennen, aber auch zu einem unangenehmen Druck und Beklemmungsgefühl retrosternal oder auch in der Herzgegend. Gelegentlich werden ausstrahlende Schmerzen, zumeist zwischen die Schulterblätter, aber auch nach kranial in Hals, Kieferregion und Ohren beschrieben.

Einteilung der Refluxösophagitis nach Schweregraden:
Zur Einteilung der Refluxösophagitis entsprechend ihrem Ausprägungsgrad und dem Ausmaß der endoskopischen Veränderungen sind verschiedene Modelle entwickelt worden. Die Einteilung nach Savary und Miller (1977) hat hierbei weite Verbreitung gefunden.

Einteilung der Refluxösophagitis-Stadien nach Savary und Miller (1977)
Stadium 1:
Einzelne oder mehrere, aber nicht konfluierende, erythematöse Schleimhautveränderungen, zum Teil fleckförmig, teils streifig auslaufend, mit weißlichem Exudat bedeckt (Abb. 7-9).

Stadium 2:
Zusätzlich zu Stadium 1 konfluierende Defekte mit erosiven und exudativen Schleimhautläsionen, jedoch nicht auf die gesamte Zirkumferenz ausgedehnt (Abb. 10-12).

Stadium 3:
Ausbreitung der Schleimhautalterationen über die gesamte Zirkumferenz, zusätzlich zu den o.g. Veränderungen verstärkte, ödematöse, hyperämische Läsionen mit vermehrter Schorfbildung. In diesem Stadium noch keine Strikturbildung (Abb. 13-15).

Stadium 4:
Zusätzliche Folgen/Komplikationen der zirkulären, erosiven Schleimhautveränderungen wie Ulcera, Stenosebildung und Barrett-Ösophagus (Abb. 16-18).

Folgen/Komplikationen:
In fortgeschrittenen Stadien entwickeln sich erosive Schleimhautveränderungen, Ulzera und Blutungsmanifestationen. Außerdem kommt es zu zirkulären Schrumpfungsvorgängen und Vernarbungen mit der Ausbildung von Stenosen. Bei chronischer Refluxösophagitis kann es zur Ausbildung eines Barrett-Ösophagus kommen. Hierbei ist der Ösophagus nicht mit Plattenepithel ausgekleidet, sondern es

Refluxösophagitis Stadium 1 nach Savary und Miller

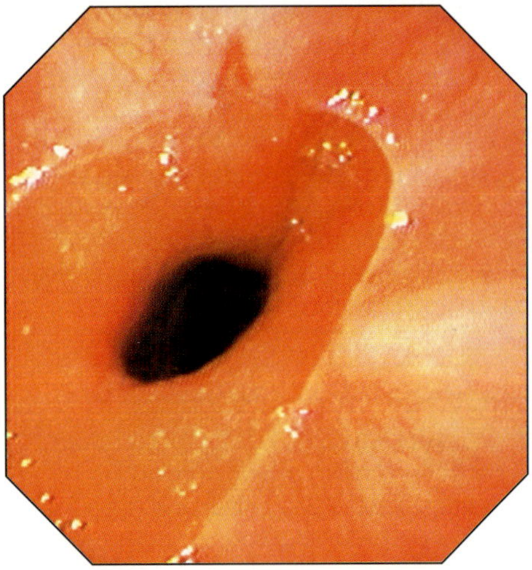

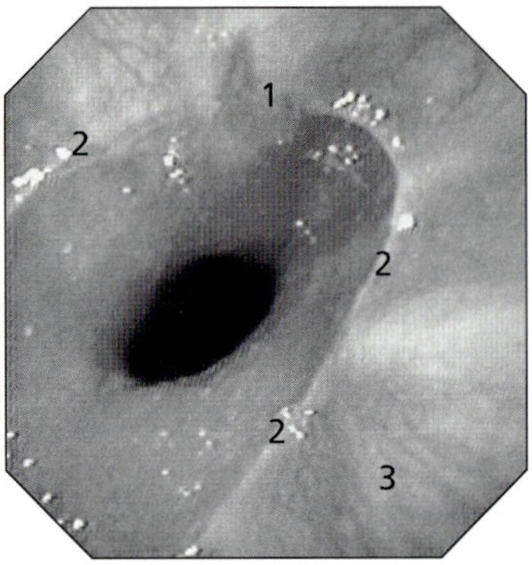

Abb. 7:
1 kleine zungenförmige Erosion
2 Z-Linie: Übergang Platten-/Zylinderepithel
3 entzündl. Gefäßalteration des Plattenepithels

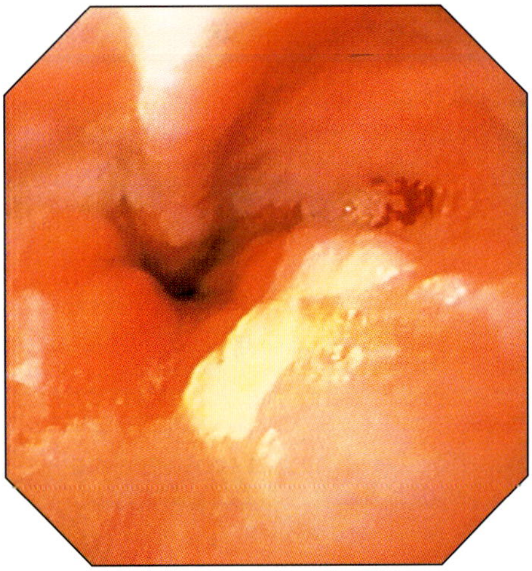

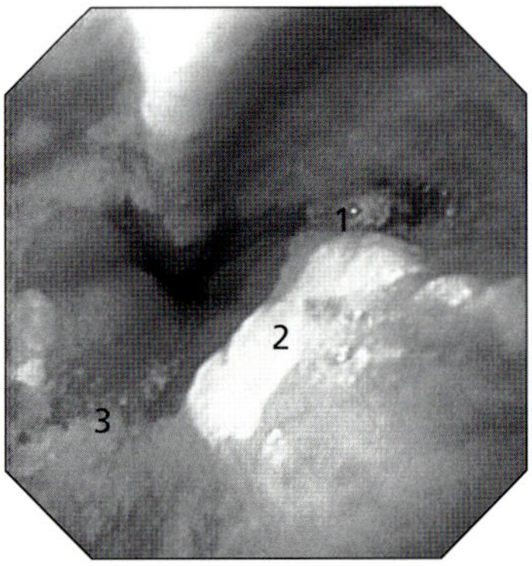

Abb. 8:
1 longitudinale Erosion mit erythematösem Rand
2 erosive Läsion mit Schorfauflagerung
3 unscharf begrenzte Schleimhautübergangszone

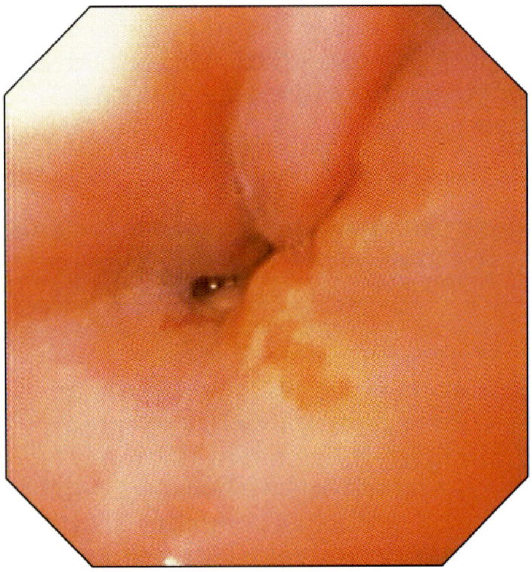

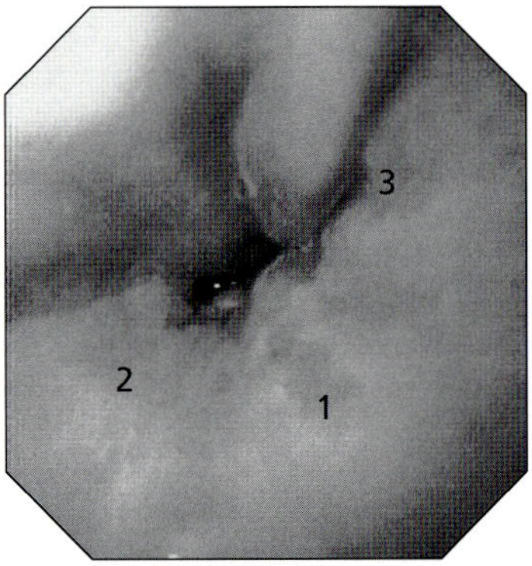

Abb. 9:
1 zungenförmige, longitudinale Erosion
2 unscharf begrenzte Übergangszone
3 flammenartige Ausziehung des Zylinderepithels

Refluxösophagitis Stadium 2 nach Savary und Miller

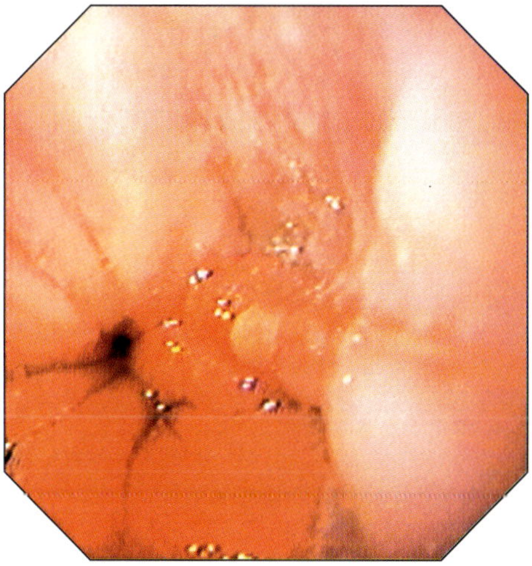

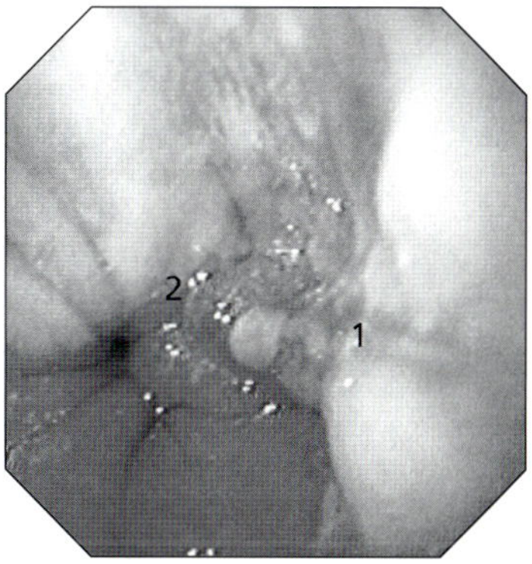

Abb. 10:
1 aphthöse, longitudinale Erosion mit umgebendem Schleimhautödem
2 beginnend konfluierende Erosionen

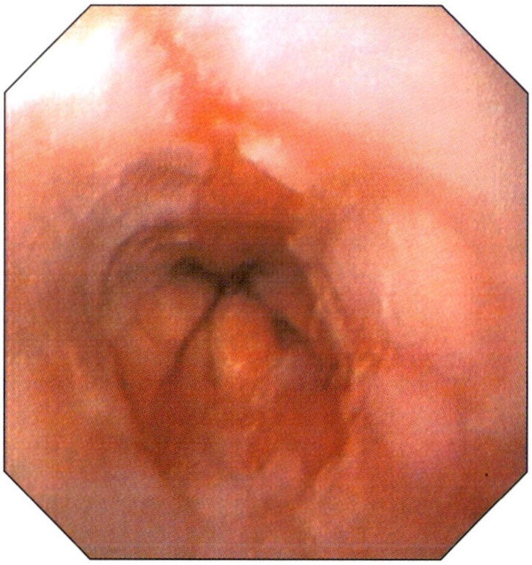

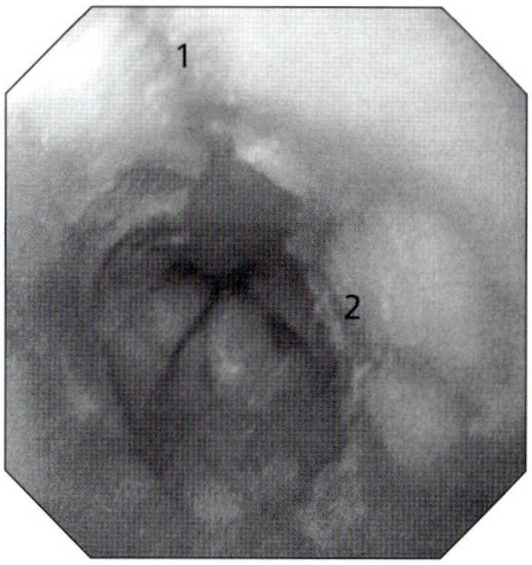

Abb. 11:
1 longitudinale Erosion, zum Teil Schorfauflagerung
2 ödematös-erosive Schleimhautalteration

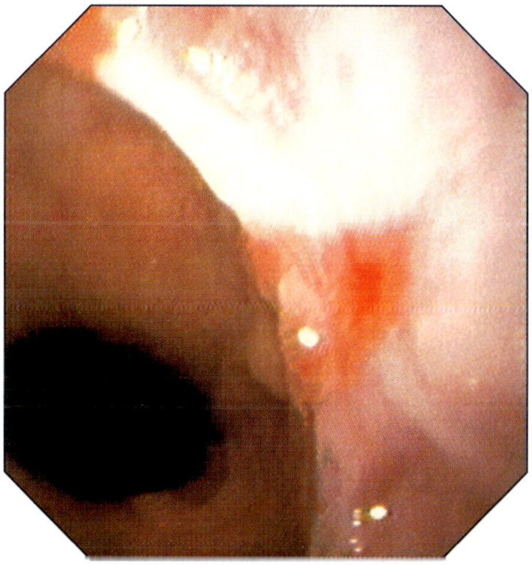

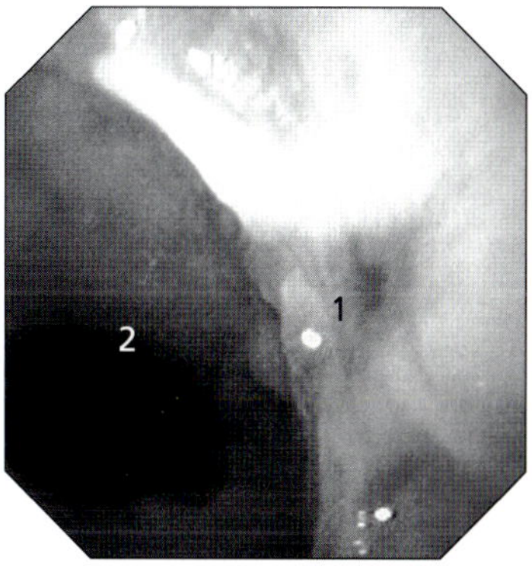

Abb. 12:
1 Erosion mit erythematöser und ödematöser Veränderung
2 Lumen der Hiatushernie

Refluxösophagitis Stadium 3 nach Savary und Miller

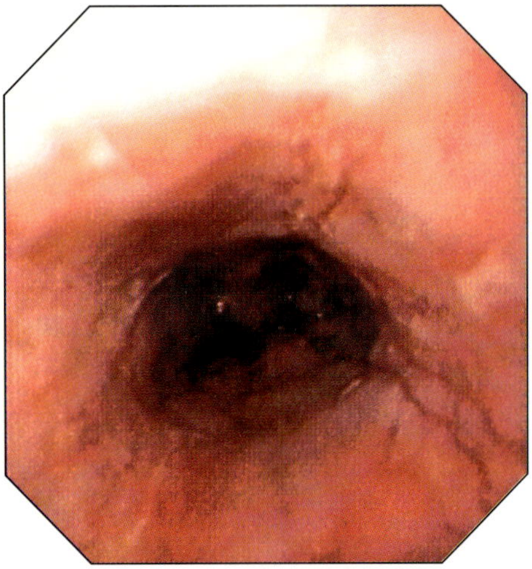

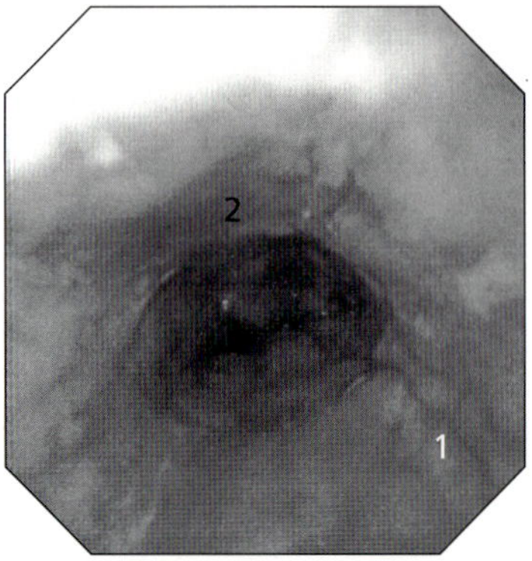

Abb. 13:
1 longitudinale, aphthoide Läsion mit hyperämischem Randwall
2 konfluierende, erosive Schleimhautläsionen

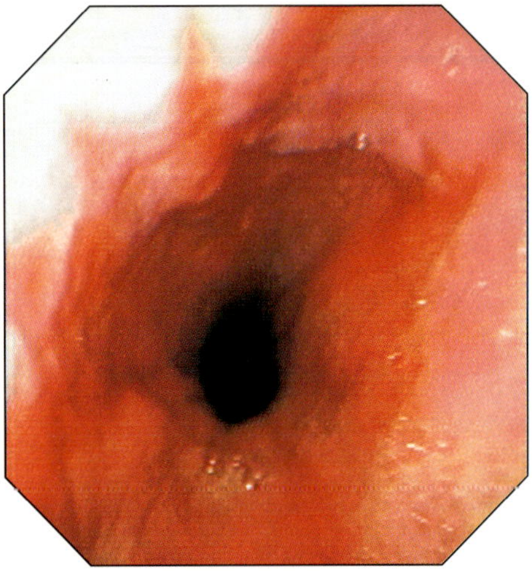

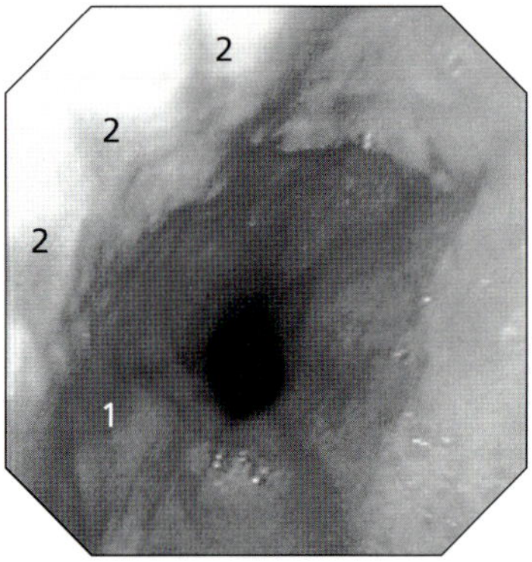

Abb. 14:
1 erosive, exsudative Schleimhautläsionen
2 longitudinale, ödematöse, hyperämische Läsionen mit Schorfbildung

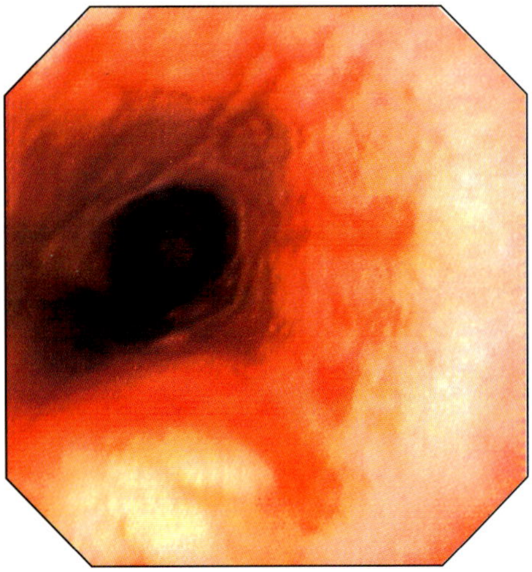

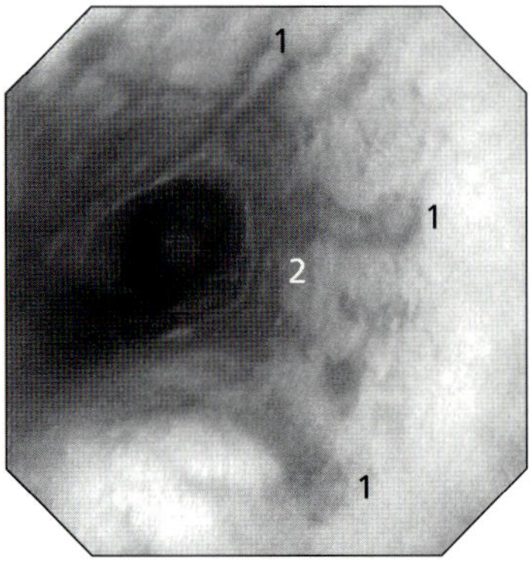

Abb. 15:
1 longitudinale Erosionen, zum Teil schorfbedeckt
2 zirkuläre, konfluierende, erosive Läsionen

Refluxösophagitis Stadium 4 nach Savary und Miller

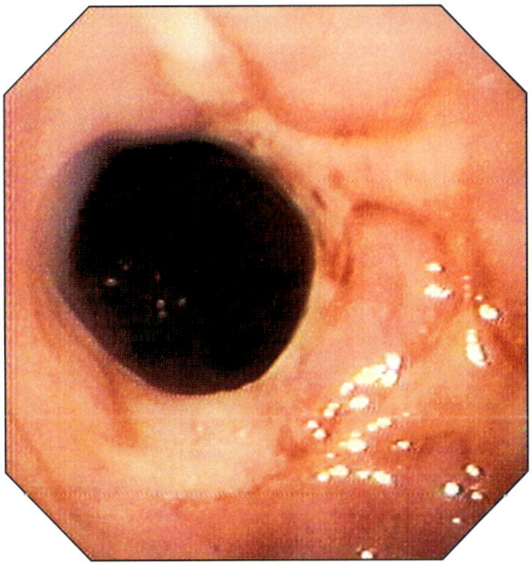

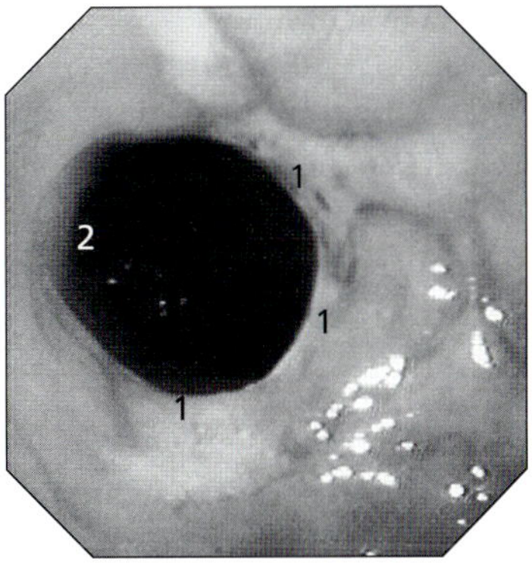

Abb. 16:
1 zirkuläre, konfluierende, erosive Schleimhautalterationen
2 Barrett-Ösophagus

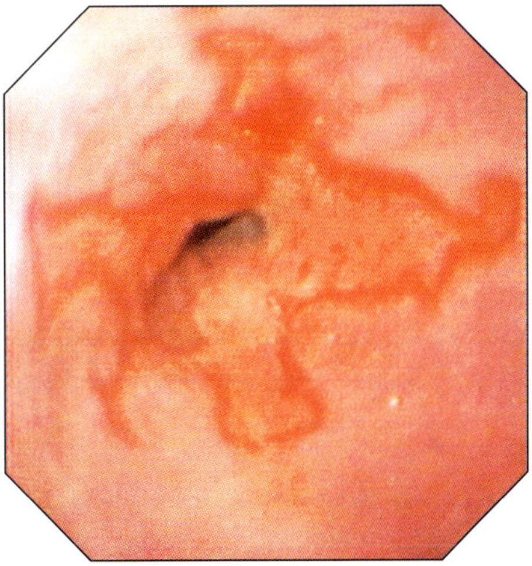

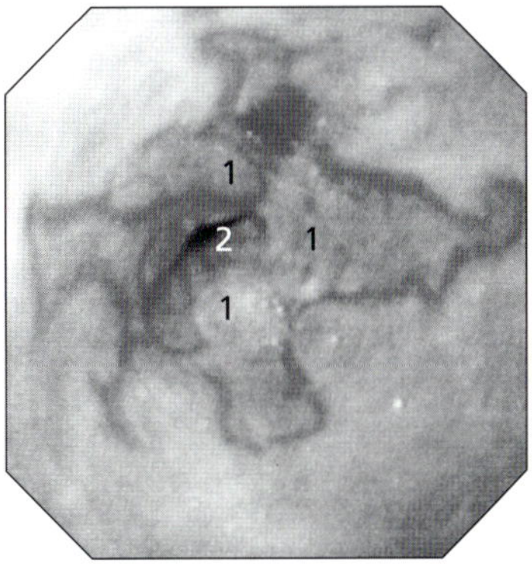

Abb. 17:
1 zirkuläre, zum Teil flammenförmige Erosionen mit hyperämischem Randsaum
2 stenosiertes Ösophaguslumen

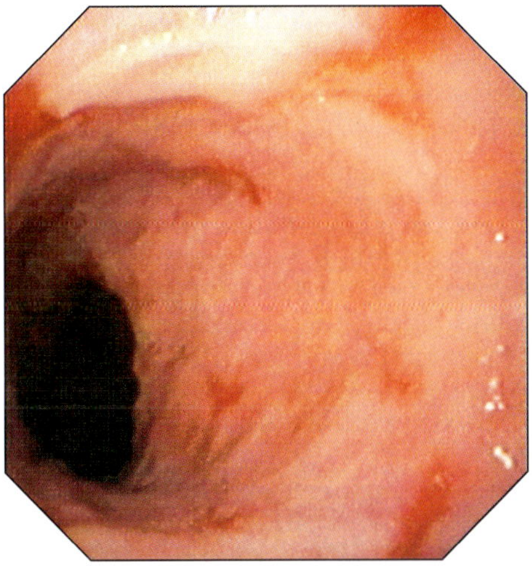

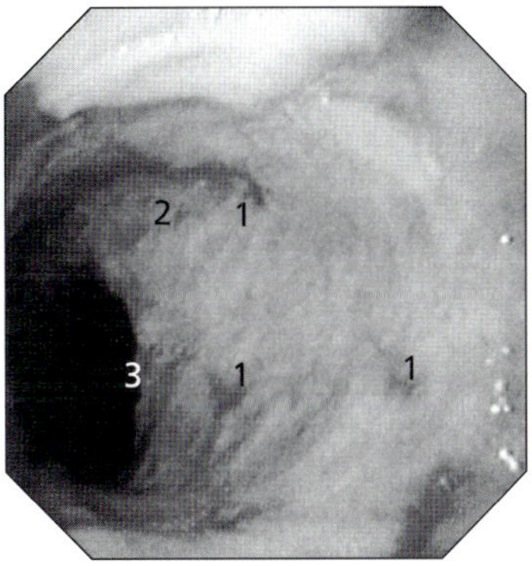

Abb. 18:
1 zirkulär verteilte, fleckförmige erosive Defekte
2 Schorfauflagerungen
3 Barrett-Ösophagus

findet sich Magenschleimhaut im distalen Ösophagus. Endoskopisch gesehen ist diese Alteration an einer kräftigeren Schleimhautrötung im Vergleich zu dem eher blaßgelblichen Plattenepithel des normalen Ösophagus zu erkennen. Bei der hier beschriebenen erworbenen Form des Barrett-Ösophagus ist die Grenzzone meist unregelmäßig, teils bizarr konfiguriert und zum Teil inselartig durchbrochen. Beim Barrett-Ösophagus sind Ulzera (Barrett-Ulkus) mit Strikturbildung eine häufige Folge (Abb. 19-21). Insbesondere muß jedoch auf die Gefahr einer karzinomatösen Entartung im Barrett-Ösophagus hingewiesen werden (Entwicklung von Adenokarzinomen in 10 % aller Barrett-Ösophagus-Fälle).

Therapieempfehlung (stichwortartig):
Vermeidung von Reflux durch Hochlagerung des Patienten, diätetisch häufiger kleinere Mahlzeiten (flüssig-breiig).

Medikamentös steht die Säurehemmung/Neutralisation im Vordergrund, hierzu stehen neben Antacida die H_2-Rezeptorantagonisten und Protonenpumpenhemmer zur Verfügung.

Besonders bewährt haben sich in jüngster Zeit - auch bei schweren Verlaufsformen - die neueren Protonenpumpenhemmer (z.B. Pantoprazol, Omeprazol, Lansoprazol) (Abb. 22-24).

Ob neuere Beobachtungen zur Applikationsform (Tabletten/Kapseln) (GUT 1994; 35:1363) von therapeutischer Relevanz sind, sollte in kontrollierten Studien überprüft werden. In dieser Studie hatten sich Vorteile der Arzneimittelapplikation in Tablettenform wegen der rascheren Ösophaguspassage und der besseren Stabilität im Magen ergeben. Die Einnahme der Medikamente in Kapseln hatte sich wegen der potentiellen Schleimhautadhäsion im Ösophagus und des frühzeitigen Aufbrechens im Magen als nachteilig gezeigt.

Bei besonders starker Ausprägung und bei hartnäckigen Verläufen der Refluxösophagitis hat sich die Kombinationstherapie aus Protonenpumpenhemmern zusammen mit Prokinetika (z.B. Cisaprid, Metoclopramid) als effektiv erwiesen, und zwar im Hinblick auf rasche Beschwerdefreiheit und Ausheilung des Befundes (Abb. 25-27).

Zur Verlaufskontrolle empfehlen sich in schweren Fällen und in Abhängigkeit von der Klinik endoskopische Kontrolluntersuchungen in ca. 4-6wöchigen Abständen. Ein Barrett-Ösophagus mit Dysplasien muß als potentielle Präkanzerose gewertet werden.

2. Hiatushernie

Die Hiatushernie läßt sich definieren als dauernde oder wiederholt auftretende Verlagerung eines Teiles des Magens durch die Hiatusöffnung in den Thoraxraum.

Bei der endoskopischen Untersuchung erkennt man die Hiatushernie an einer mit Zylinderepithel ausgekleideten, sackartigen Ausstülpung zwischen zwei ringförmigen Einengungen. Hierbei entspricht die zirkuläre proximale Einengung dem unteren Ösophagussphinkter, während der distale Schnürring dem Hiatus ösophagei entspricht. Endoskopisch wird erkennbar, daß die Schleimhautfalten des Magens bei der Hiatushernie immer bis an den proximalen Einschnürungsring der Hernienbildung heranreichen (Abb. 28-30).

Sowohl vom anatomischen als auch vom klinischen Gesichtspunkt aus können zwei verschiedene Formen der Hiatushernie unterschieden werden.

Refluxösophagitis: Barrett-Ösophagus/Barrett-Ulzera

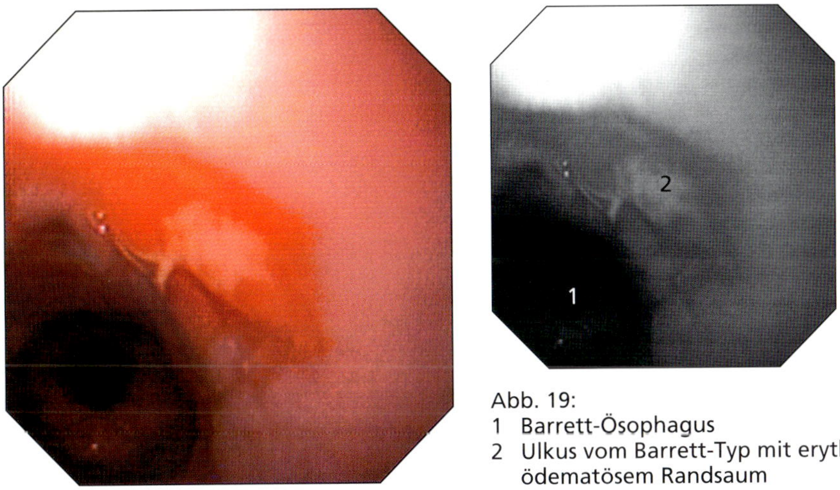

Abb. 19:
1 Barrett-Ösophagus
2 Ulkus vom Barrett-Typ mit erythematösem, ödematösem Randsaum

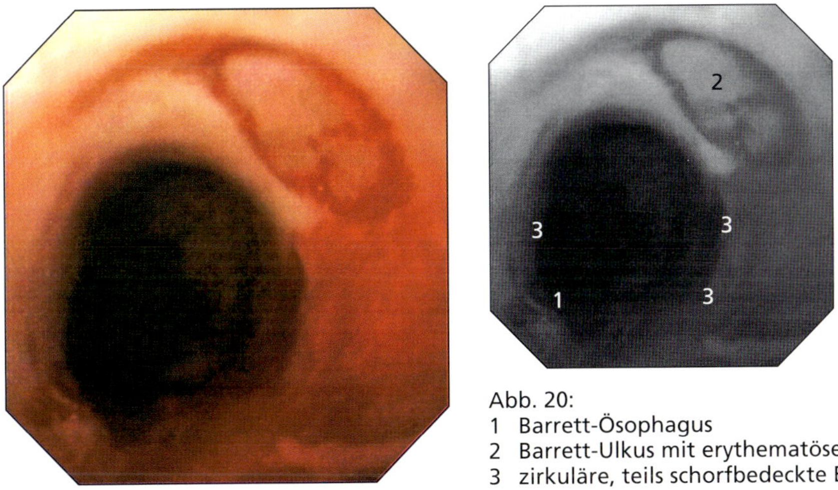

Abb. 20:
1 Barrett-Ösophagus
2 Barrett-Ulkus mit erythematösem Randsaum
3 zirkuläre, teils schorfbedeckte Erosionen

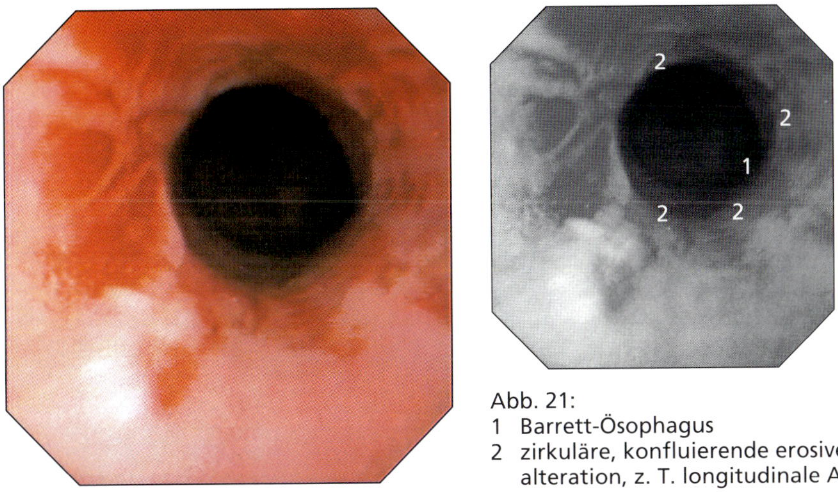

Abb. 21:
1 Barrett-Ösophagus
2 zirkuläre, konfluierende erosive Schleimhautalteration, z. T. longitudinale Ausläufer

Refluxösophagitis, Verlauf unter Therapie (Pantoprazol)

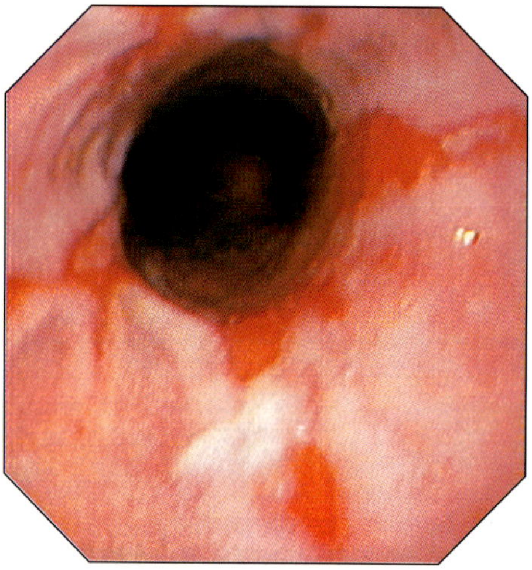

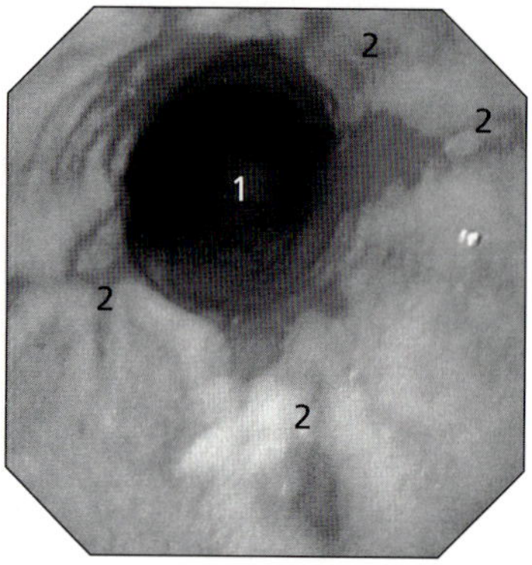

Abb. 22:
1 Barrett-Ösophagus
2 zirkuläre, konfluierende Erosionen mit Schorfauflagerungen

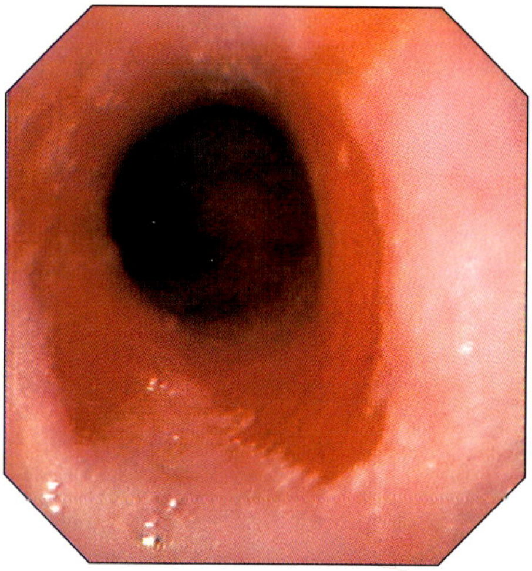

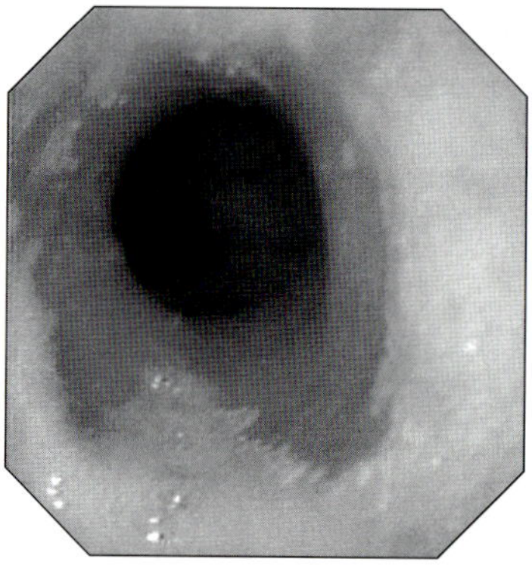

Abb. 23:
Verlauf nach 4 Wochen: deutlicher Rückgang der akut-entzündlichen Alterationen

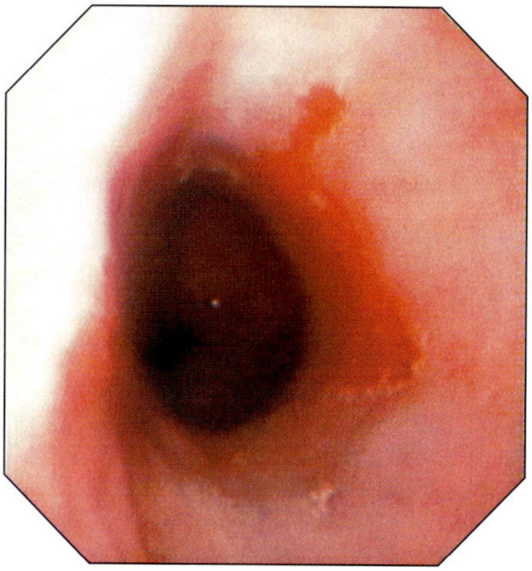

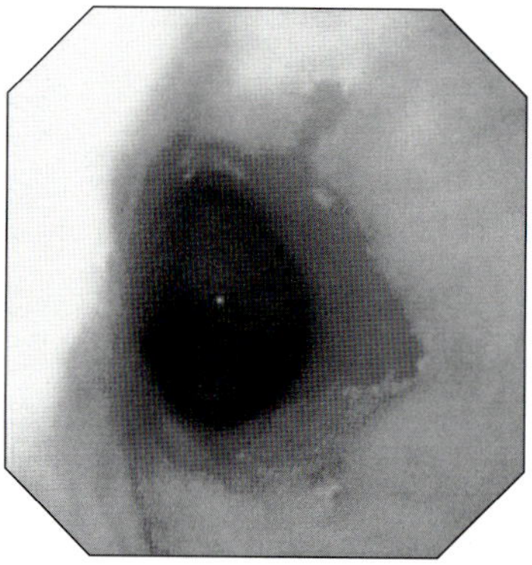

Abb. 24:
Verlauf nach 8 Wochen: weiteres Abheilen der entzündlichen Läsion

Refluxösophagitis: Verlauf unter Therapie (Pantoprazol/Cisaprid)

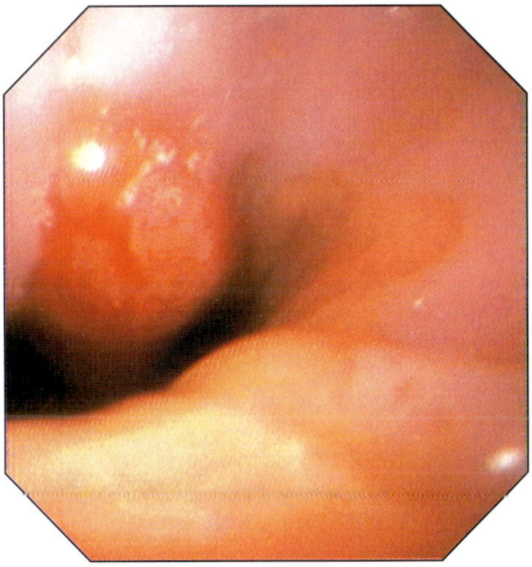

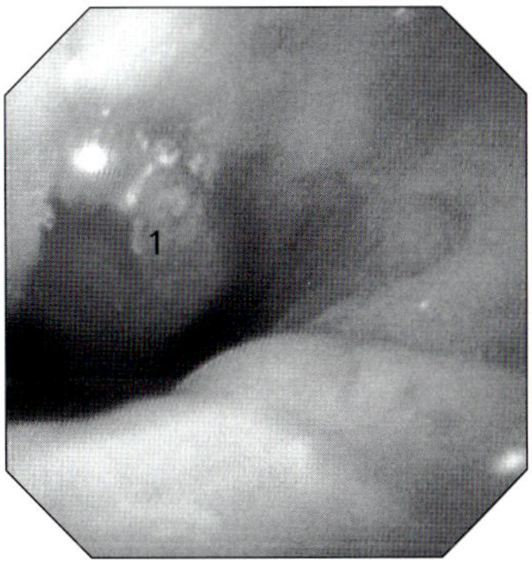

Abb. 25:
1 Polypoide Schleimhautläsion bei Refluxösophagitis Grad 2

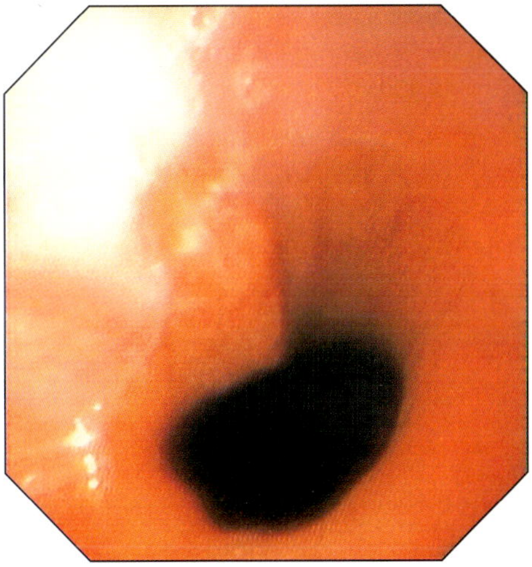

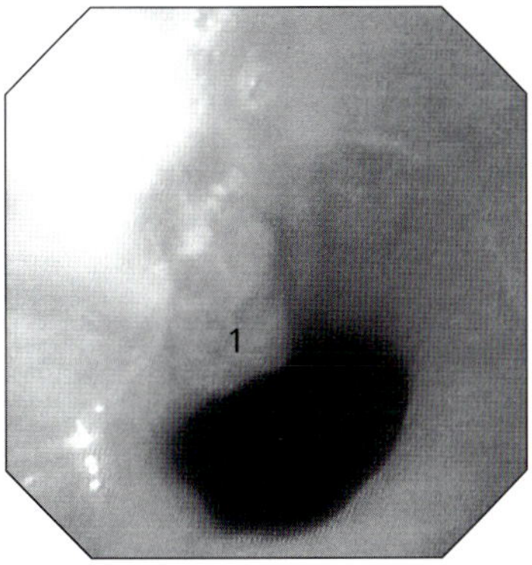

Abb. 26:
1 Deutliche Besserung nach 4 Wochen Therapie

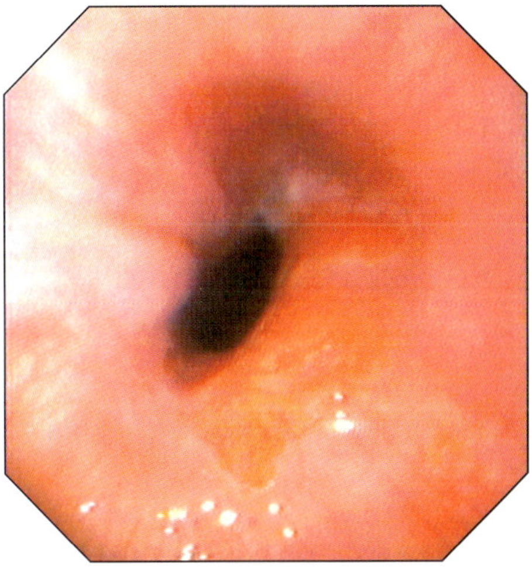

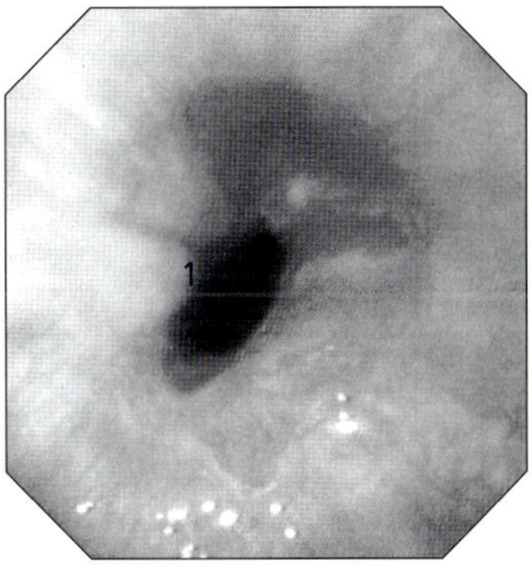

Abb. 27:
1 Fast vollständige Ausheilung nach 8 Wochen Therapie

Axiale Hiatusgleithernie

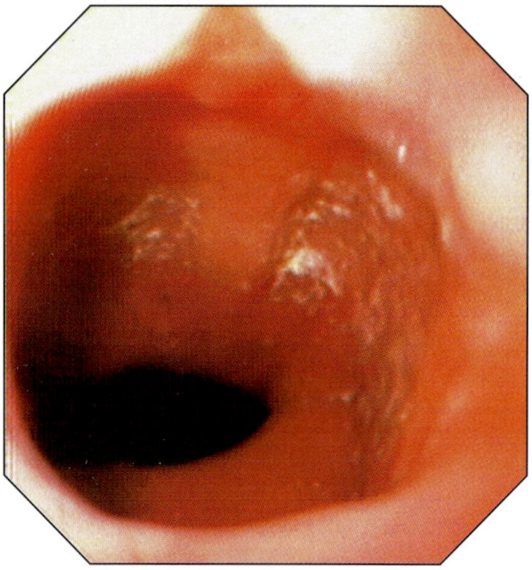

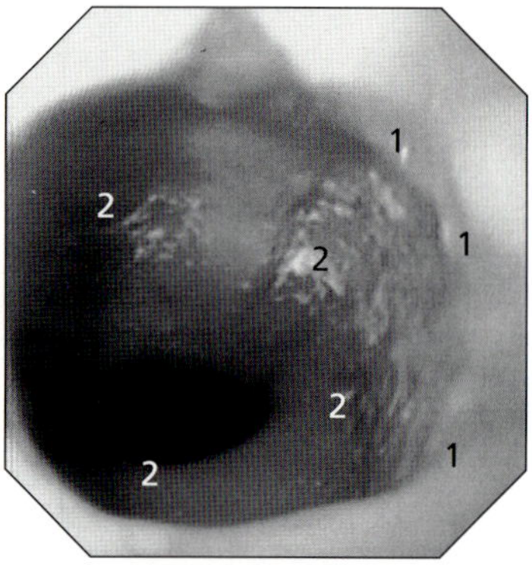

Abb. 28:
1 Zylinderepithel-Plattenepithelgrenze
2 Hiatushernie oberhalb des unteren Schnür-ringes

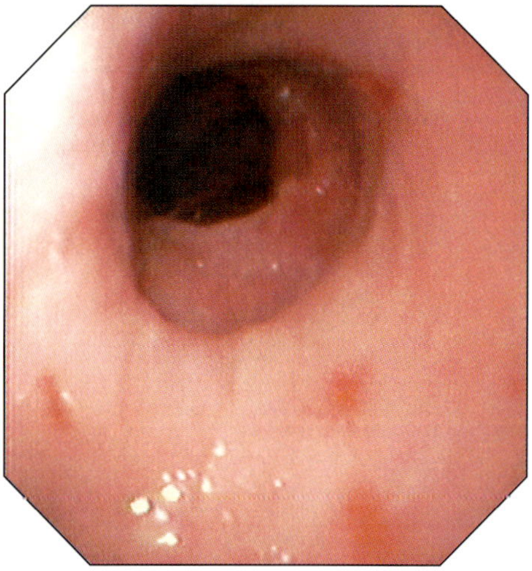

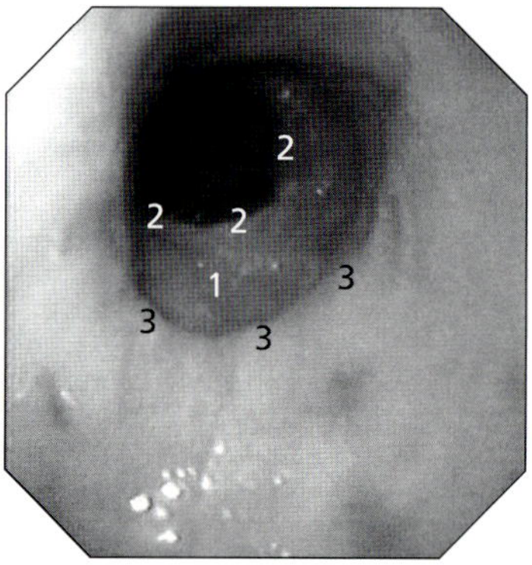

Abb. 29:
1 Lumen der Hernie
2 unterer Schnürring
3 oberer Schnürring

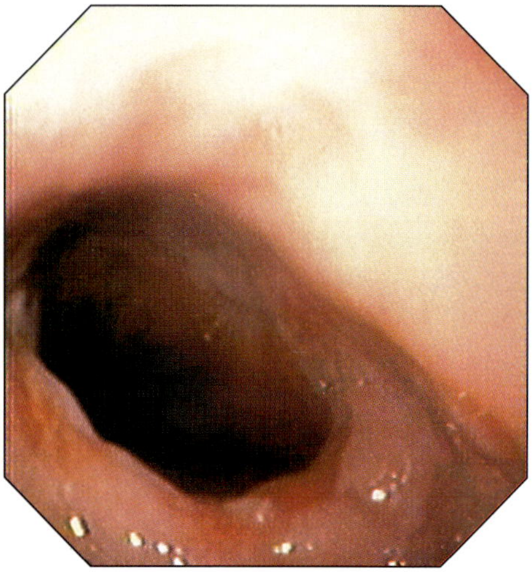

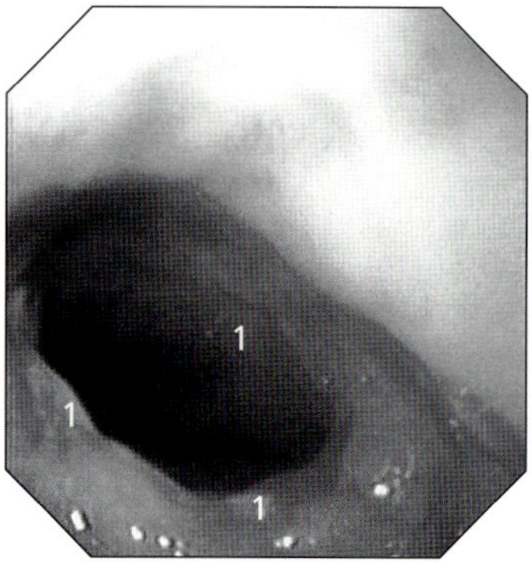

Abb. 30:
1 entzündliche Alterationen bei Refluxösophagitis und kleiner Hiatusgleithernie

1. Axiale Hiatushernie:
   Bei der axialen Hernie oder Hiatusgleithernie kommt es zu einem Hochgleiten des oberen Ösophagussphinkters nach oben in den Thorakalraum.
2. Paraösophageale Hernie:
   Hierbei verbleibt der untere Ösophagussphinkter im Bereich des Hiatus, während benachbarte Magenanteile durch den Hiatus ösophagei in den Thorakalraum prolabieren.

Je nach Ausprägung lassen sich die größeren Hernien endoskopisch in Inversionstechnik hervorragend darstellen. Um den Endoskopschaft kommt eine glockenförmige Aussackung zur Darstellung, wobei die Magenfalten bis zur oberen Einschnürung an das Endoskop heranreichen. Der Nachweis kleinerer Hiatushernien gestaltet sich endoskopisch oft schwieriger (Abb. 31-33).

Definitionsgemäß wird von einer Hiatushernie ausgegangen, wenn die Platten-/Zylinderepithelgrenze um ca. 2 cm oder mehr über das Niveau des diaphragmatischen Hiatus verlagert ist. Während die axiale Hiatusgleithernie die Hauptursache für die oben beschriebene Refluxkrankheit mit ihren verschiedenen Ausprägungen ist, führt die paraösophageale Hernie durch Kompression und Raumforderung zu lokalen Symptomen oder auch zu Ulzerationen und Blutungen.

Bei fortgeschrittener Ausprägung der Hernien und zunehmender Verlagerung von Magenanteilen in den Thorakalraum kann nach und nach bei vollständiger Verlagerung des Magens in den Thorakalraum ein sogenannter „upside-down-stomach" entstehen. Eine solche Kombination kann endoskopisch zu großen Orientierungsproblemen führen.

3. Candida-/Soorösophagitis

Candidapilze stellen normale Saprophyten der Ösophagusschleimhaut dar. Erst bei invasiver Erkrankungsmanifestation mit dem Nachweis von invadierenden Myzelfäden kommt es zur Candidaösophagitis. Betroffen sind zumeist immunkompromittierte Patienten (AIDS, immunsuppressive Therapie, maligne Erkrankungen, Antibiotika/Kortikosteroidtherapie).

Endoskopisch stellt sich die Candidaösophagitis je nach Ausprägung unterschiedlich dar. Im Frühstadium wird die Candidaösophagitis lediglich in Form eines vermehrten, auffällig fleckigen Erythems erkennbar (Abb. 34).

In fortgeschrittenen Stadien sind die typischen weißlich-gelblichen schleimhautadhärenten Plaques zu sehen.

Bei weiter fortschreitender Entwicklung kommt es zur Darstellung von weißlich-gelblichen Ulzerationen mit oft konfluierenden pseudomembranösen Belägen (Abb. 35).

Zur Diagnosesicherung ist der histologische Nachweis von Hefepilzinfiltraten und Myzelfäden erforderlich.

4. Achalasie

Eine der prägnantesten Motilitätsstörungen des Ösophagus stellt die Achalasie dar. Der endoskopische Aspekt der Achalasie ist geprägt durch eine geschlossene Kardia. Ausgehend hiervon sind meist strahlenförmig angeordnete Schleimhautfalten zu erkennen. In Folge der Passagebehinderung kommt es häufig sekundär zur Ausbildung eines Megaösophagus. Dieser Befund wird endoskopisch durch eine meist erhebliche Zunahme der lichten Weite des

Hiatusgleithernie, Darstellung in Inversionstechnik

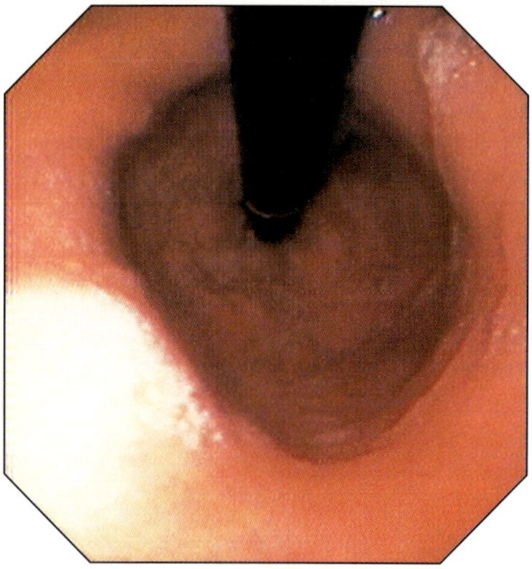

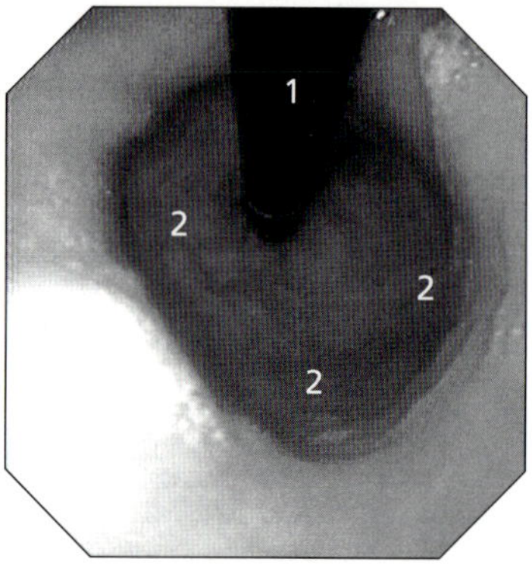

Abb. 31:
1 Endoskopschaft
2 glockenförmiges Lumen der Hiatushernie

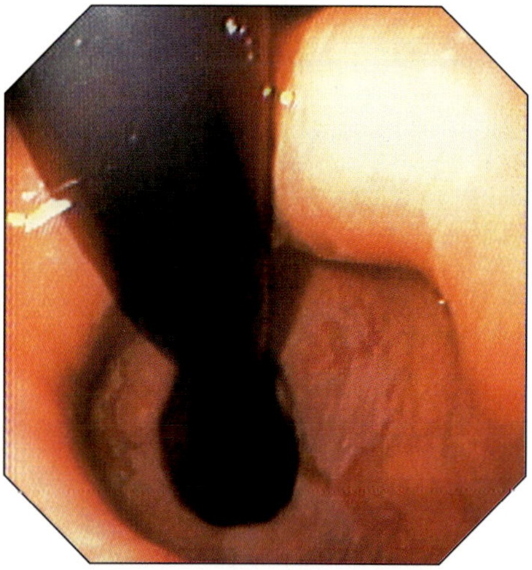

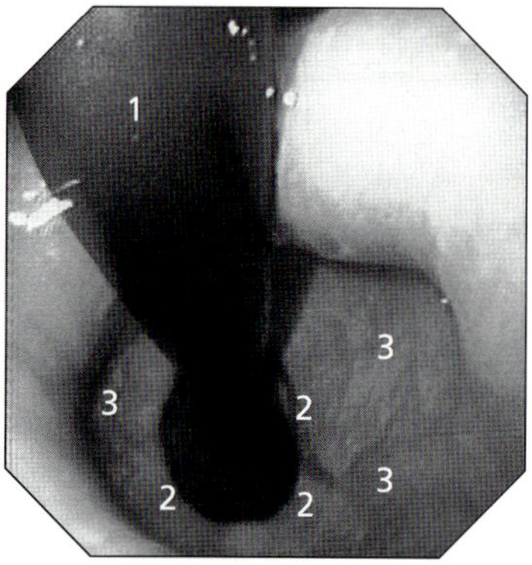

Abb. 32:
1 Endoskopschaft
2 oberer Schnürring mit Entzündungszeichen
3 glockenförmige Hiatushernie

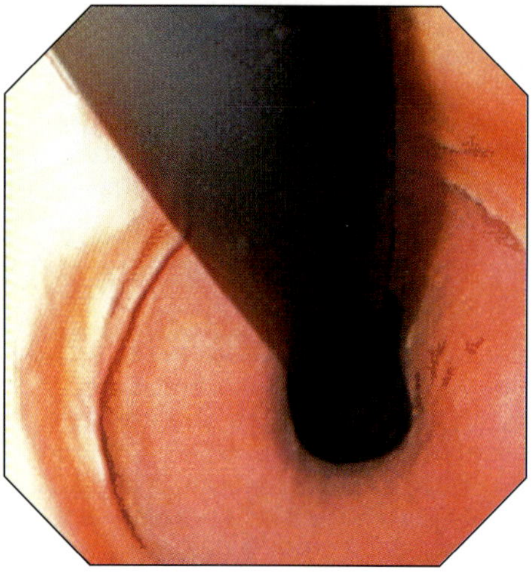

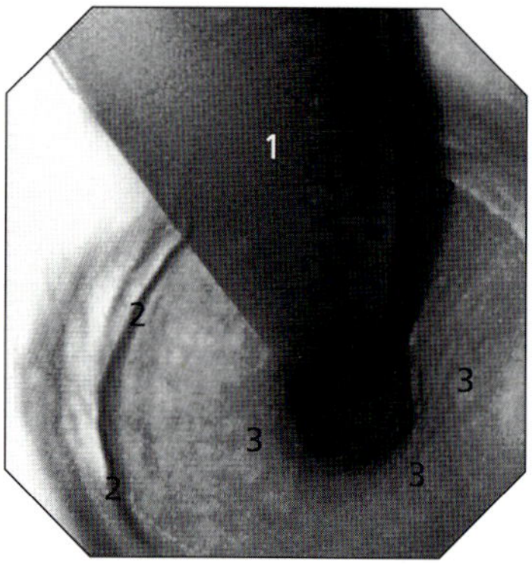

Abb. 33:
1 Endoskopschaft
2 Schatzki-Ring
3 Hiatuslumen

Candida-/Soorösophagitis

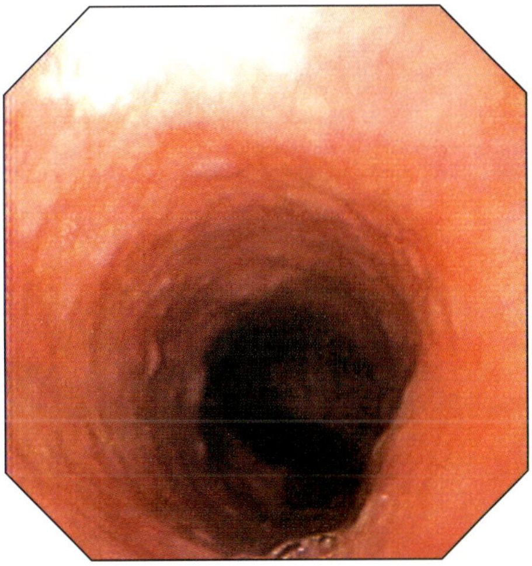

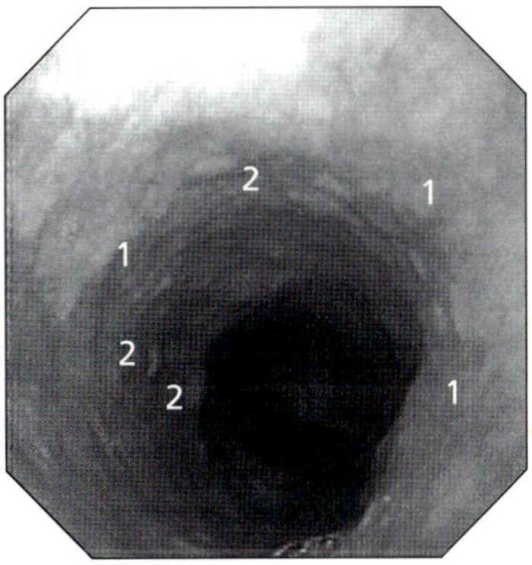

Abb. 34:
1 fleckiges Erythem
2 cremefarbene adhärente Plaques

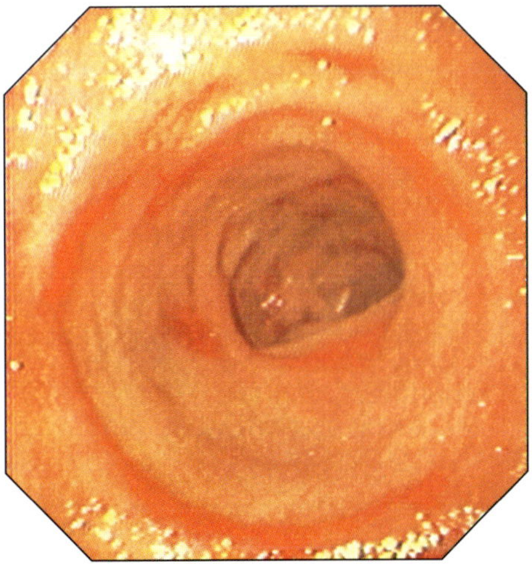

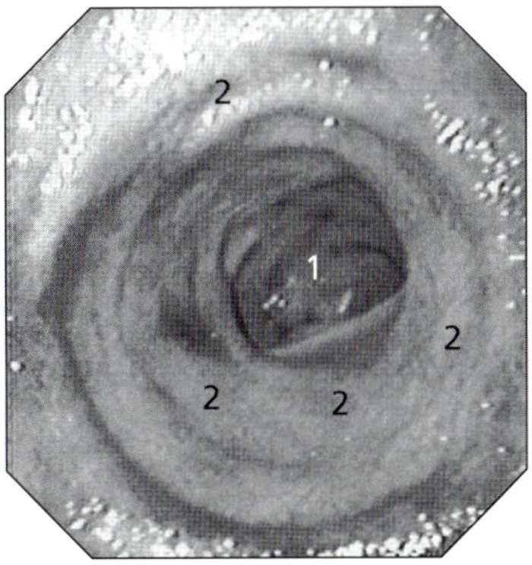

Abb. 35:
1 Ösophaguslumen
2 weißlich-gelbliche, teils konfluierende membranöse Auflagerung

Ösophaguslumens erkennbar (Abb. 36). Häufig sind auch retinierte Speise- oder Flüssigkeitsreste oder deren Folgen an der Ösophagusschleimhaut (sekundäre Entzündungsvorgänge) sofort erkennbar (Abb. 37).

Der Hauptaspekt des endoskopischen Beitrages zur Achalasie-Diagnostik besteht in der Abgrenzung zu malignen stenotischen Prozessen, so daß in jedem Fall großzügige Biopsien, möglichst auch in Inversionstechnik nach Passage der Achalasie, entnommen werden sollten.

5. Ösophagustumoren

Gutartige Tumoren des Ösophagus sind eher selten, meist sind sie im distalen Drittel des Ösophagus zu finden. Am häufigsten sind die Leiomyome, gefolgt von fibrovaskulären Polypen und Zystenbildungen. Deutlich seltener sind Fibrome, Papillome, Lipome, Angiome und Neurofibrome.

Der häufigste maligne Tumor des Ösophagus ist das Plattenepithelkarzinom (Abb. 38). Dieses findet sich bevorzugt im mittleren und distalen Drittel des Ösophagus und tritt hauptsächlich bei männlichen Patienten in mittlerem und höherem Alter auf.

Das Adenokarzinom des Ösophagus geht meist von ektopischer Magenschleimhaut, seltener von submukös gelegenen Schleimdrüsen aus (Abb. 39). Auf die prädisponierende Entwicklung eines Adenokarzinoms im Ösophagus bei der Entwicklung eines Endobrachyösophagus (Barrett-Ösophagus) wurde bereits hingewiesen (Abb. 40).

Die Symptomatologie der Ösophaguskarzinome ist im wesentlichen von der Ausprägung abhängig. Bei Frühstadien können Beschwerden völlig fehlen, während bei fortgeschrittenen Stadien Symptome wie Odynophagie und Dysphagie im Vordergrund stehen. Sind diese Symptome bereits manifest geworden, muß leider meistens von einem bereits fortgeschrittenen Stadium ausgegangen werden. Bei zunehmender Stenosebildung kommt es zusätzlich zu Regurgitation, retrosternalem Druckgefühl und bronchopulmonalen Symptomen, wie nächtlichen Hustenattacken.

II. Erkrankungen des Magens

1. Gastritis

Ausgehend vom **klinischen Gesichtspunkt** äußert sich die akute Gastritis durch relativ kurzfristig anhaltende epigastrische Schmerzen, die von unspezifischen Symptomen wie Druck und Völlegefühl, Übelkeit und Erbrechen begleitet sind. Bei akuter Gastritis mit Erosionen durch Medikamente kann bei subjektiv relativer Beschwerdefreiheit dennoch eine gastrointestinale Blutung auftreten.

Der **chronischen Gastritis** wurde lange Zeit keine Bedeutung im Zusammenhang mit dyspeptischen Beschwerden zugemessen. In letzter Zeit mehren sich jedoch Studienergebnisse, nach denen eine hochaktive chronische Helicobacter pylori-induzierte B-Gastritis doch für dyspeptische Beschwerden verantwortlich sein kann.

Den gängigen Einteilungskriterien (histomorphologische Einteilung, ätiopathogenetische Einteilung, Sydney-System zur Klassifikation und Graduierung) soll die Beschreibung der beiden topographischen Hauptformen, nämlich der A-Gastritis und der B-Gastritis, vorausgestellt werden.

Achalasie

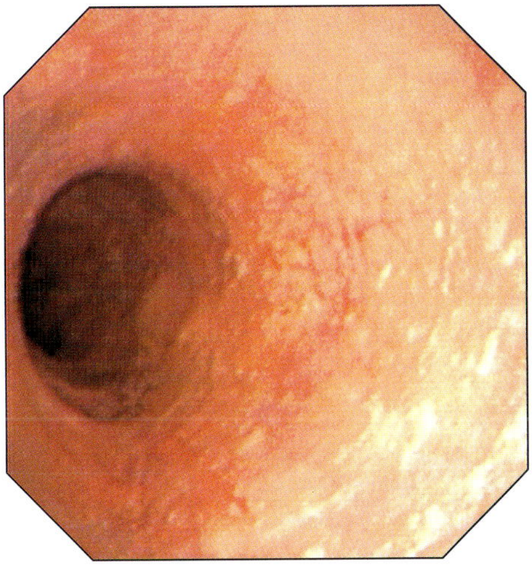

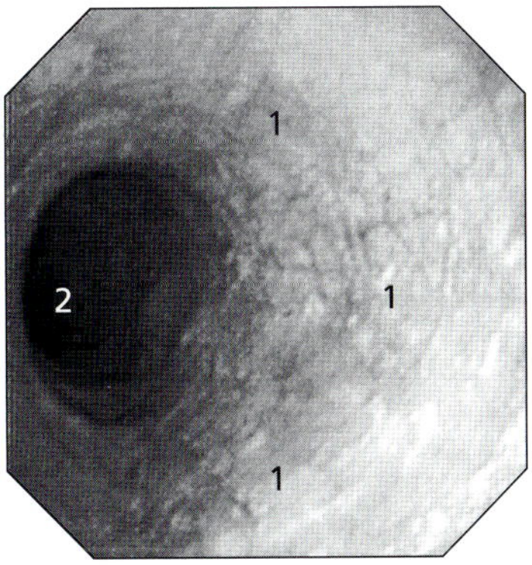

Abb. 36:
1 massiv aufgeweitetes Ösophaguslumen
2 geschlossene Kardia

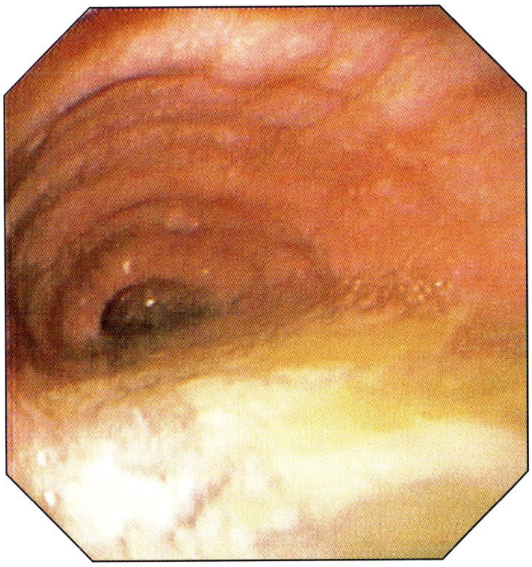

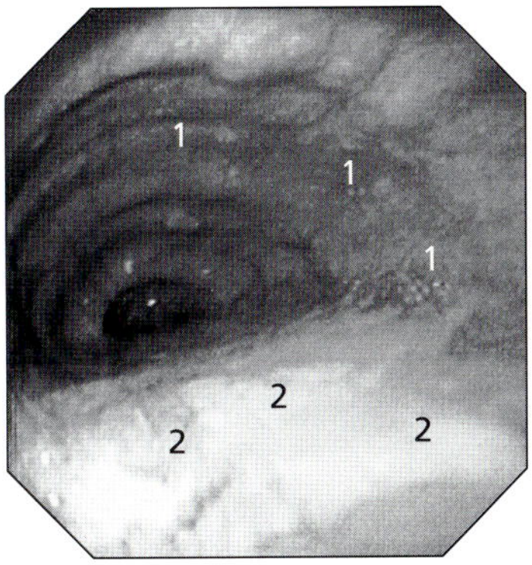

Abb. 37:
1 Ausbildung eines Megaösophagus
2 Flüssigkeitsretention

Ösophagustumoren

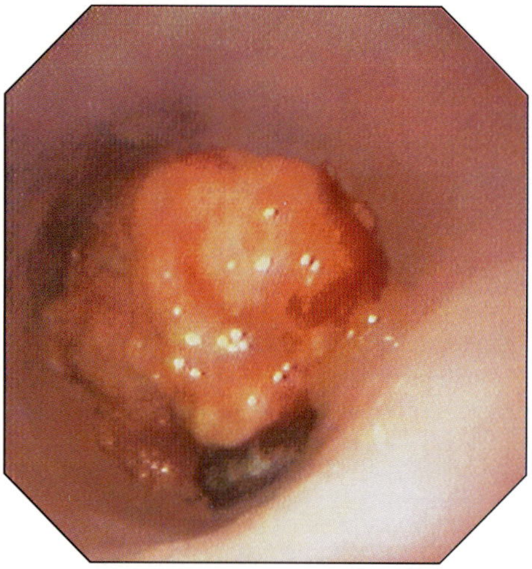

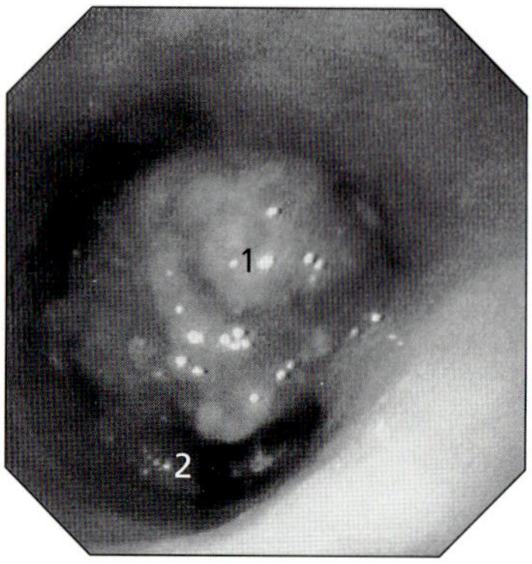

Abb. 38:
1 exophytisch wachsender Ösophagustumor (Plattenepithelkarzinom)
2 stenosiertes Ösophaguslumen

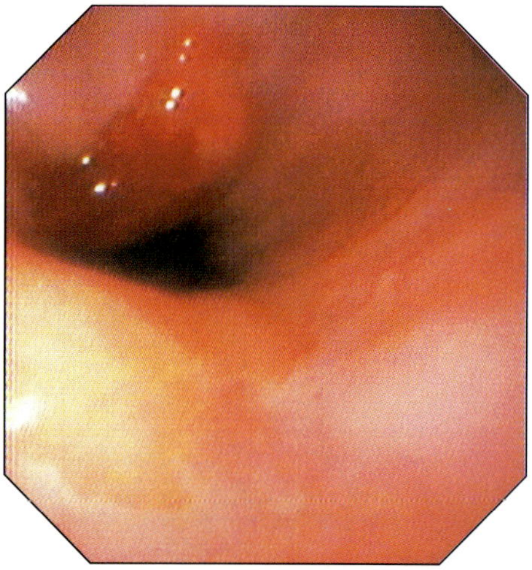

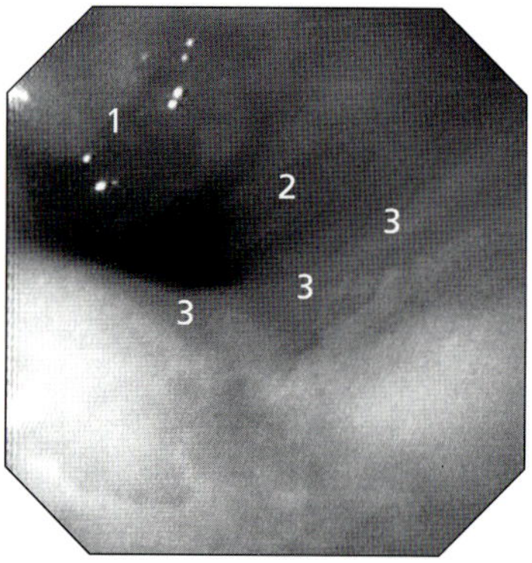

Abb. 39:
1 polypöse Tumorformation (Adenokarzinom)
2 Kardia
3 Epithelgrenze

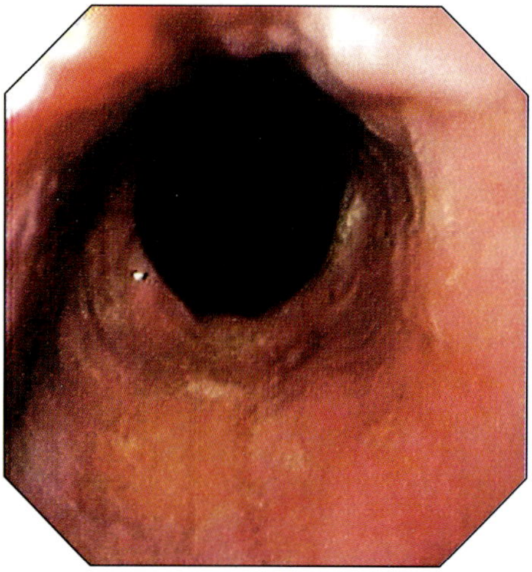

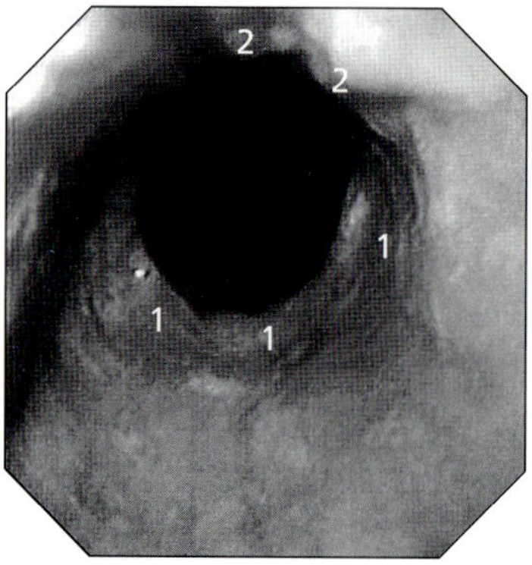

Abb. 40:
1 Endobrachyösophagus
2 polypöse Tumorformation (Adenokarzinom)

Die **A-Gastritis** wird hervorgerufen durch einen chronischen Autoimmunprozeß, in dessen Folge eine allmählich fortschreitende Atrophie des Drüsenkörpers zu beobachten ist. Die A-Gastritis ist im Fundus und Korpus lokalisiert.

Die **B-Gastritis** ist nach heute herrschender Ansicht zu 90 % auf eine Helicobacter pylori-Infektion zurückzuführen. Die B-Gastritis beginnt im Antrum und zeigt mit zunehmendem Lebensalter eine pyloro-kardiale Expansion.

Nach **histomorphologischen** Kriterien kann eine **akute Gastritis** von einer chronischen Gastritis und diese wiederum von einer chronisch-aktiven Gastritis unterschieden werden. Die akute Gastritis ist eher selten und histomorphologisch geprägt durch eine Infiltration der Tunica propria mit neutrophilen Granulozyten. Ursächlich liegen oft schleimhautschädigende Agenzien wie Alkohol, Medikamente (Salicylate, nichtsteroidale Antirheumatika), Toxine, Verätzungen oder Strahlenschäden vor.

Im Gegensatz zur Granulozyteninfiltration der akuten Gastritis zeigt sich bei der **chronischen Gastritis** ein rein lymphoplasmazelluläres Infiltrat.

Bei der chronisch-aktiven Gastritis handelt es sich um ein lymphoplasmazelluläres Infiltrat mit eingestreuten neutrophilen Granulozyten unterschiedlicher Ausprägung (Aktivitätsgrad I bis III).

Durch die inzwischen erfolgte Neubewertung der Rolle des Helicobacter pylori sowie durch fortentwickelte Erkenntnisse zur Autoimmungastritis und andererseits zur pathogenetischen Rolle chemisch-toxisch wirksamer Agenzien konnte die folgende ätiopathogenetische Einteilung der **Gastritis** etabliert werden.

1. Autoimmungastritis (Typ A)
2. erregerinduzierte Gastritis (Typ B)
3. chemisch-toxisch-induzierte Gastritis (Typ C)
4. Sonderformen der Gastritis

Für den gastroenterologisch/endoskopisch tätigen Arzt hat sich das **Sydney-System zur Klassifikation und Graduierung der Gastritis** bewährt. Hierbei wird dem histologischen Teil ein endoskopischer Teil gegenübergestellt, bei dem neben morphologisch-deskriptiven Bezeichnungen wie Ödem, Erythem, Verletzbarkeit, Exsudat sowie verschiedene Formen der Erosionen etc. (Abb. 41-49) weitere klassische **endoskopische Kriterien** betont werden. Die endoskopischen Kriterien unterscheiden sich in:

1. erythematöse/exsudative Gastritis (Abb. 41)
2. Gastritis mit flachen Erosionen (Abb. 42)
3. Gastritis mit polypoiden Erosionen (Abb. 43)
4. atrophische Gastritis (Abb. 44)
5. hämorrhagische Gastritis (Abb. 45)
6. Refluxgastritis (Abb. 46)
7. Riesenfaltengastritis (Abb. 47)

Therapeutische Ansätze werden unter besonderer Berücksichtigung von Helicobacter pylori-Eradikationstherapien im entsprechenden Spezialkapitel dargestellt.

Gastritis

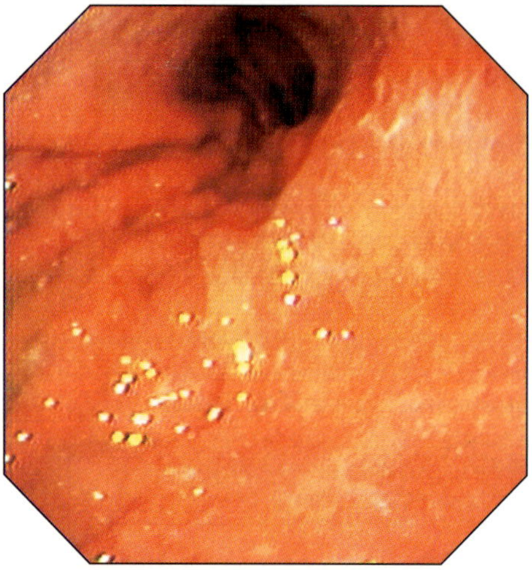

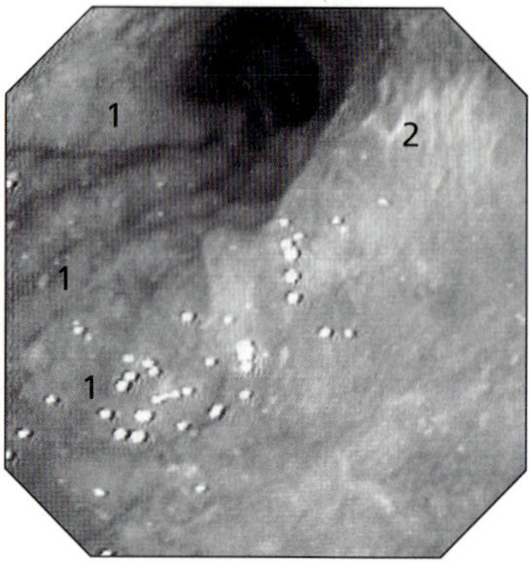

Abb. 41:
Erythematöse/exsudative Gastritis
1 diffus-fleckiges Erythem
2 Exsudation

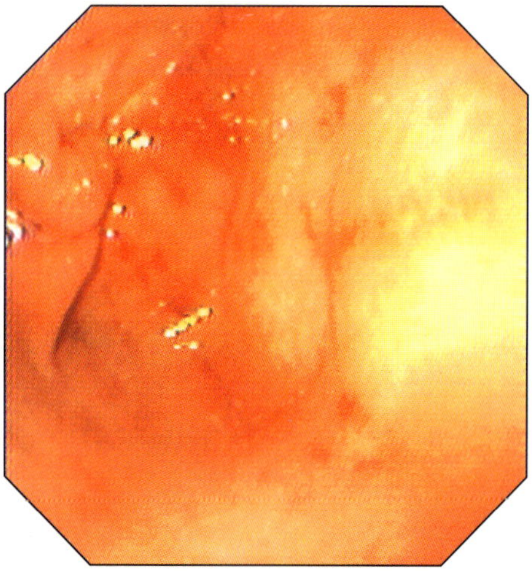

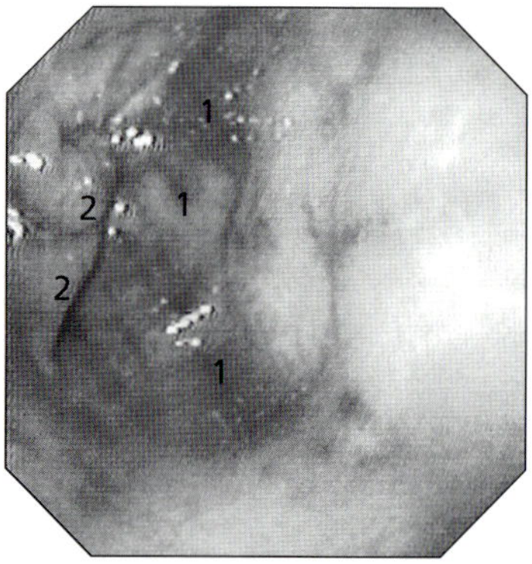

Abb. 42:
Gastritis mit flachen Erosionen
1 multiple flache Erosionen im Antrum
2 ödematöse Pylorusregion

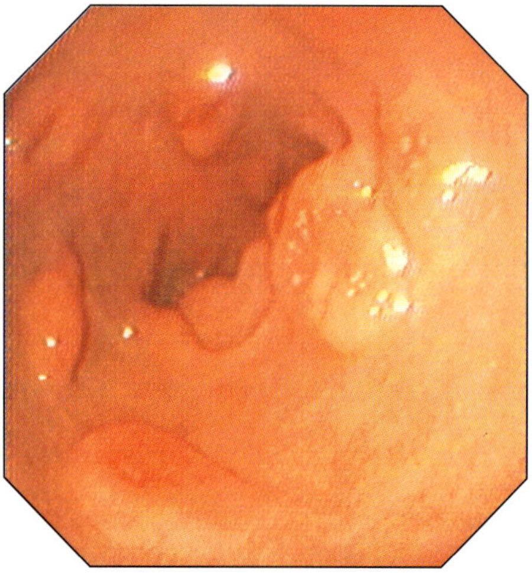

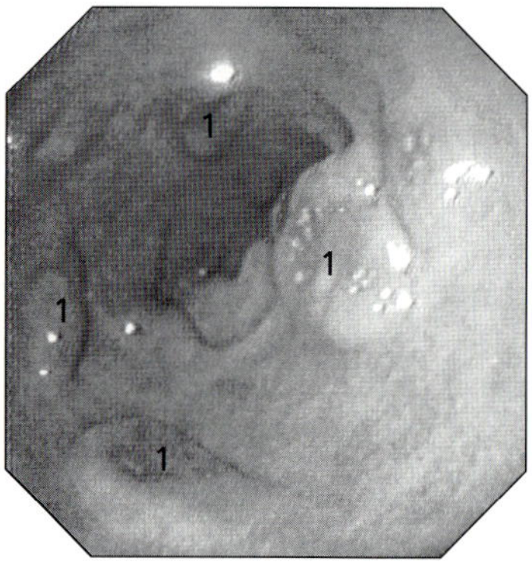

Abb. 43:
Gastritis mit polypoiden Erosionen
1 multiple Erosionen auf polypoiden Schleimhautschwellungen

Gastritis

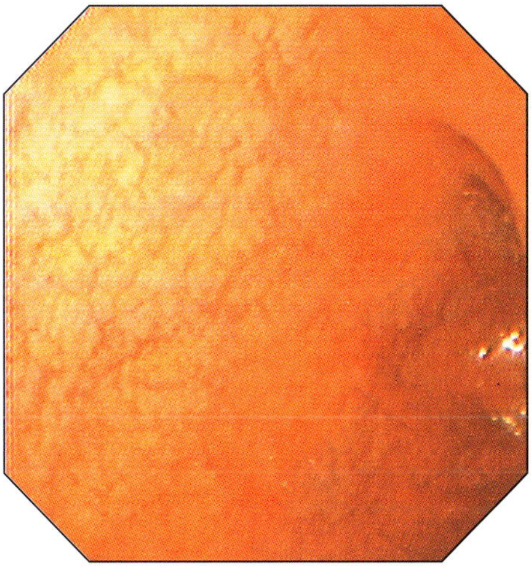

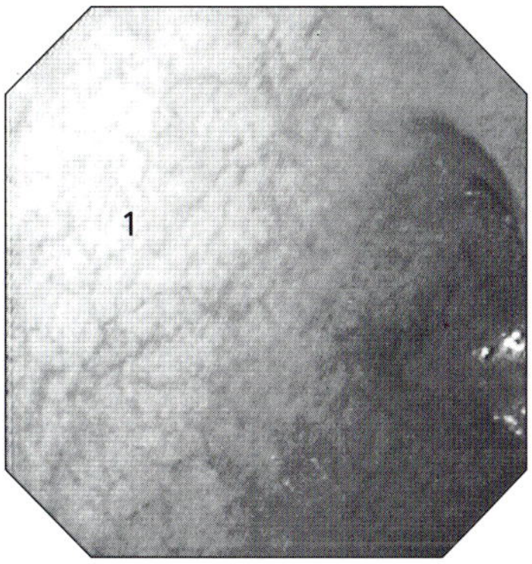

Abb. 44:
Atrophische Gastritis
1 dünne, flache Schleimhautregion, durchscheinende submuköse Gefäße

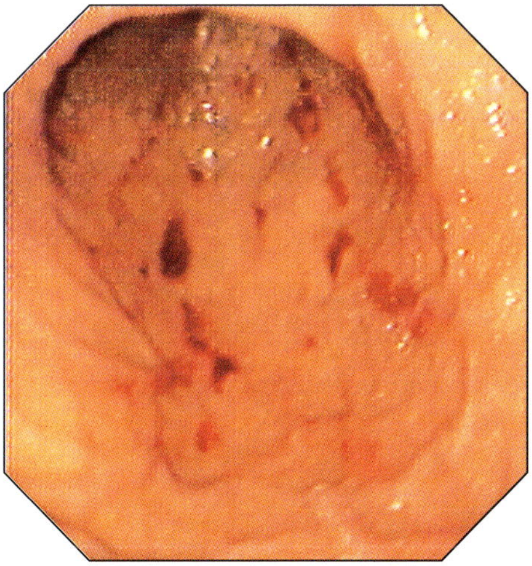

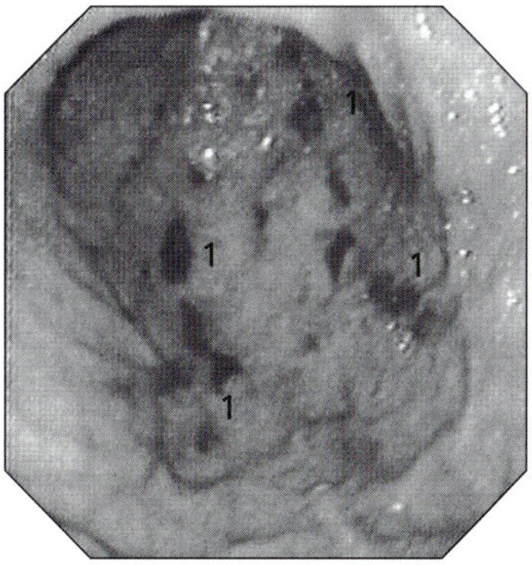

Abb. 45:
Hämorrhagische Gastritis
1 multiple frische Schleimhauteinblutungen

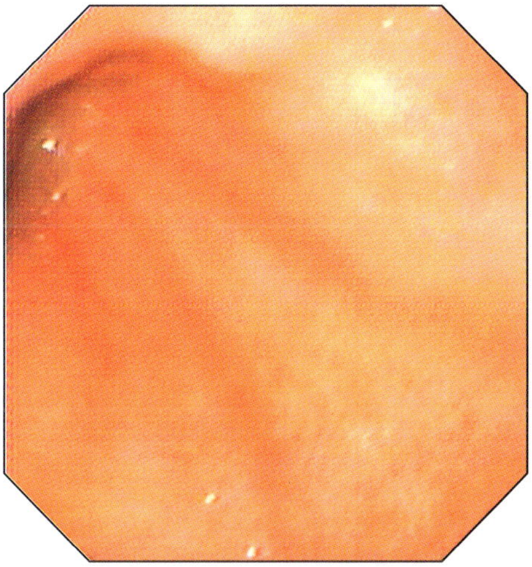

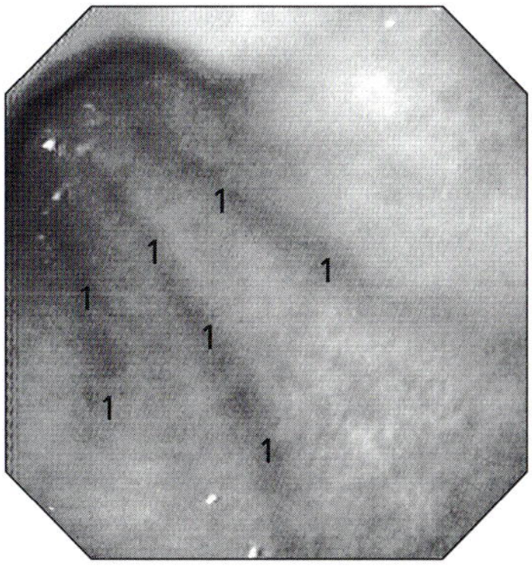

Abb. 46:
Refluxgastritis
1 streifiges Schleimhauterythem (Typ C-Gastritis, hier endogen durch Gallereflux)

Gastritis

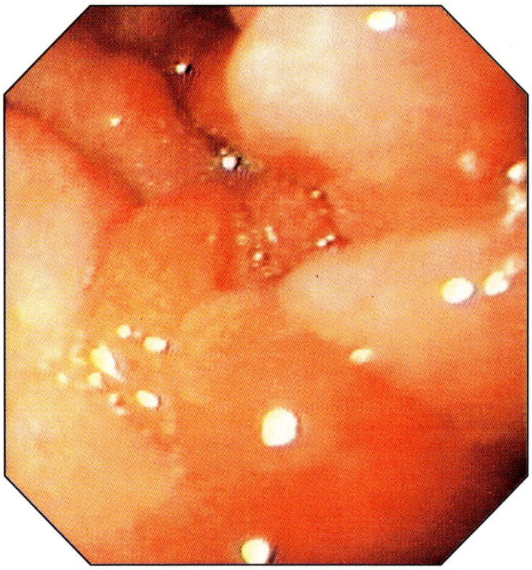

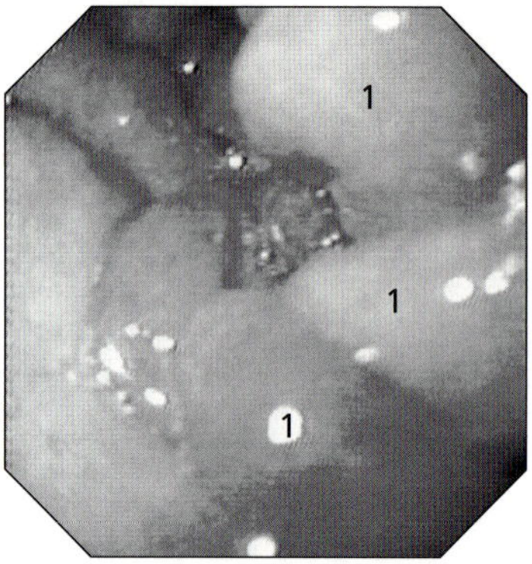

Abb. 47:
Riesenfaltengastritis
1 erythematöse, ödematös geschwollene Riesenfalten

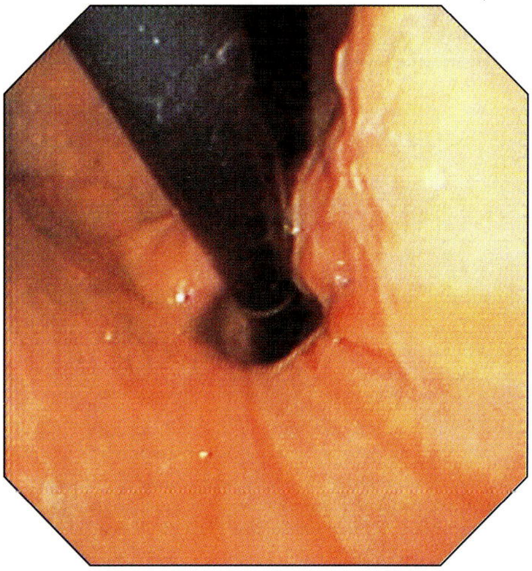

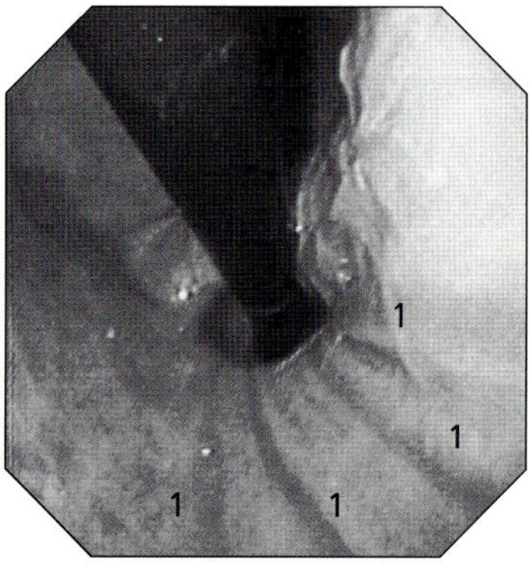

Abb. 48:
Faltenkamm-Erythem
1 rote Flecken und Streifen auf den Faltenkämmen im Fornixbereich

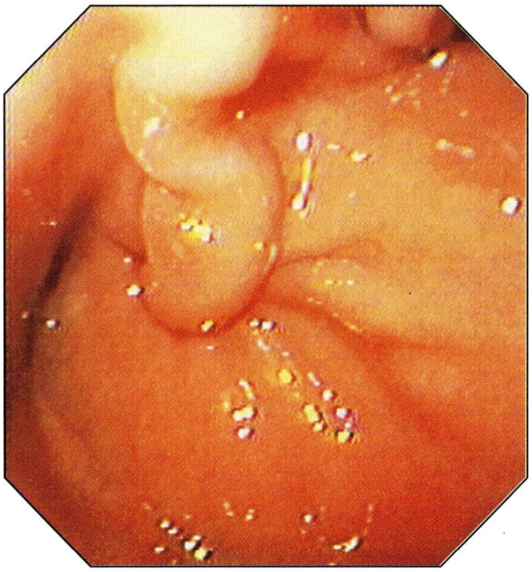

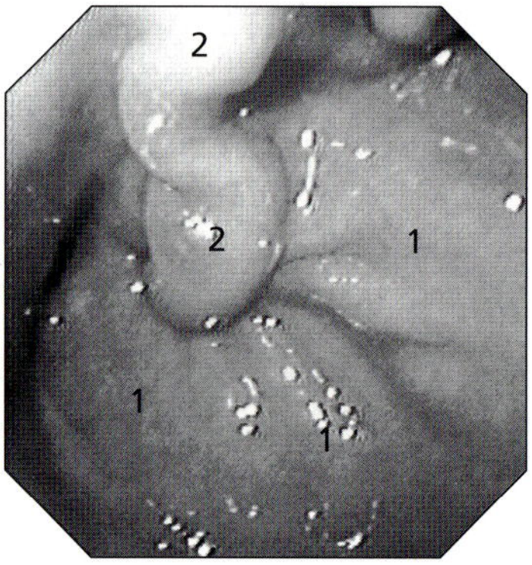

Abb. 49:
Kongestive Magenmukosa
1 hyperämische Magenschleimhaut
2 präpylorische ödematöse Schleimhautfalte

2. Erosionen

Unter Erosionen versteht man Schleimhautdefekte im Bereich der Mucosa, die dadurch geprägt sind, daß sie im Gegensatz zum Ulkus die Muscularis mucosae nicht durchbrechen. Unterschieden werden akute Erosionen ohne Randwall (inkomplett) von chronischen Erosionen mit Randwall (komplett). Da die Erosionen mit der jeweiligen Form und Ausprägung einer Gastritis nicht direkt assoziiert sind, sollten Begriffe wie erosive Gastritis durch endoskopisch deskriptive Formulierungen wie chronische Gastritis mit Erosionen ersetzt werden. Nach histomorphologischen Kriterien werden neben den akuten und chronischen Erosionen sogenannte Leistenspitzenerosionen und subakute Erosionen beschrieben (Abb. 50-52).

Stellt man die Tiefe der Schleimhautschädigung in den Vordergrund der Einteilung, so entspricht die Erosion dem Ulkusstadium 1 (UL I nach Murakami und Suzuki).

3. Ulcus ventriculi

Eine Ulkusläsion des Magens stellt einen umschriebenen Gewebedefekt der Magenwand mit unterschiedlicher Tiefe der ulzerösen Läsion dar.

Bleibt die Läsion auf die Mukosa oberhalb der Muscularis mucosae beschränkt, handelt es sich um eine sogenannte Erosion (siehe oben).

Das **akute Ulcus ventriculi** wird zusammen mit der schweren akuten Gastritis und den Erosionen unter dem Begriff des AGML (acute gastric mucosal leasions) zusammengefaßt.

Auf die Darstellung der gesamten Breite des ätiologischen Komplexes muß hier verzichtet werden. Im Vordergrund stehen jedoch zwei Aspekte.

1. **Streß unterschiedlicher Ätiologie** (Folge von psychosozialen Spannungen, ZNS-Erkrankungen, chirurgischen Interventionen/ Polytraumata, Brandverletzungen) sowie im Gefolge von septischen Zuständen, akuten Infektionserkrankungen und schweren Systemerkrankungen.
2. **Direkt schädigende Effekte auf die Magenschleimhaut** in Folge von Therapie mit nichtsteroidalen Antirheumatika, gastrotoxischen Substanzen inklusive Alkohol.
   Das akute Ulcus ventriculi weist einige typische Aspekte auf:
   - häufigste Lokalisation im Antrum,
   - irreguläre Begrenzung,
   - multiples Auftreten mit Verschmelzungstendenz sowie
   - scharf von der Umgebung abgesetzter Ulkusrand.

Der Ulkusgrund ist mit nekrotischem Material belegt. Blutungsmanifestationen mit adherenten Koagelbildungen sind häufig. Das akute Ulkus ist in der Regel von einem entzündlich-ödematösen Randsaum umgeben. Es besitzt eine gute Heilungstendenz unter entsprechender Medikation und unter Ausschaltung der zugrundeliegenden Noxen. Die Rezidivneigung ist erfreulicherweise wenig ausgeprägt.

Bei der Entstehung des **chronischen Ulcus ventriculi** liegt eine Störung des Gleichgewichtes zwischen protektiven Faktoren (intakte Mikrozirkulation, intakte Schleim-/Bicarbonatsekretion, intakte Epithelregeneration und intakte Prostaglandinsynthese) und aggressiven Faktoren (Säure/Pepsin, Gallereflux, Gastrin, Vagotonus,

Erosionen

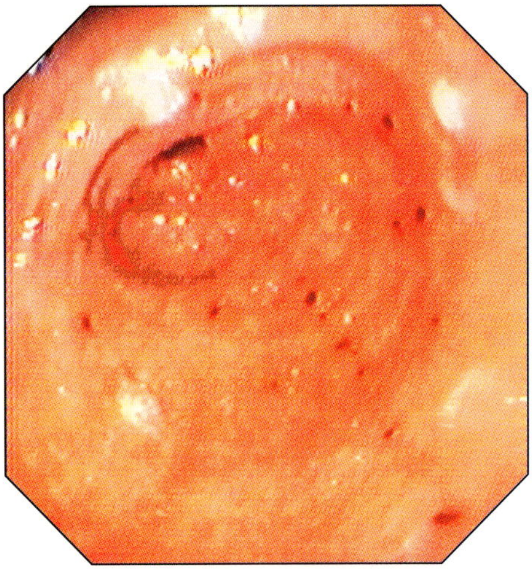

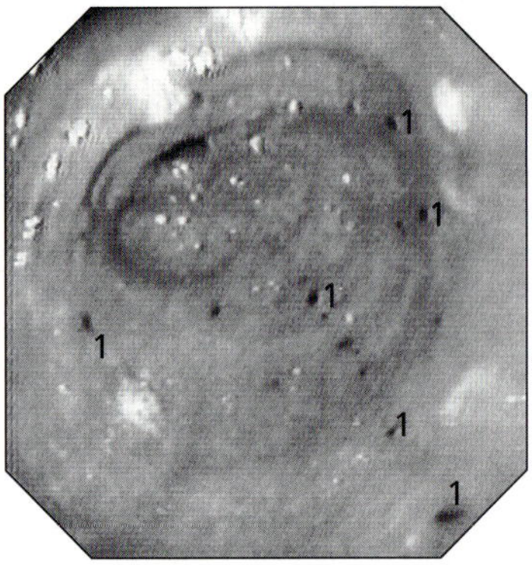

Abb. 50:
1 kleine, fleckförmige, teils linear angeordnete hämorrhagische Erosionen

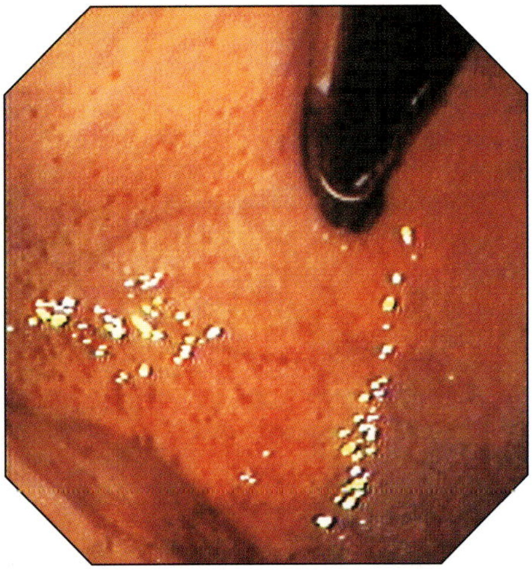

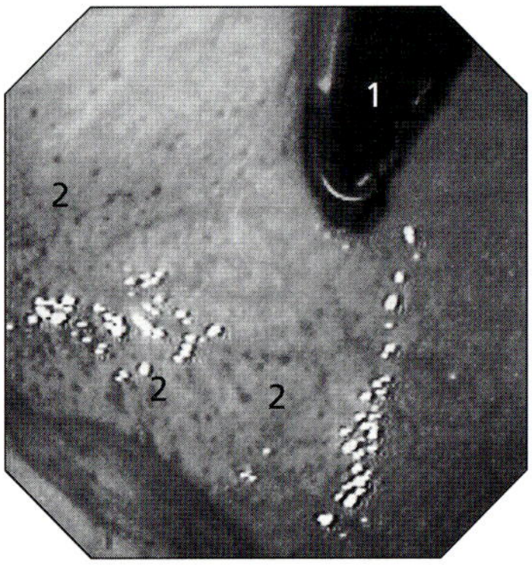

Abb. 51:
1 Endoskop in Inversion
2 multiple klein-fleckige, hämorrhagische Erosionen (Aspirin)

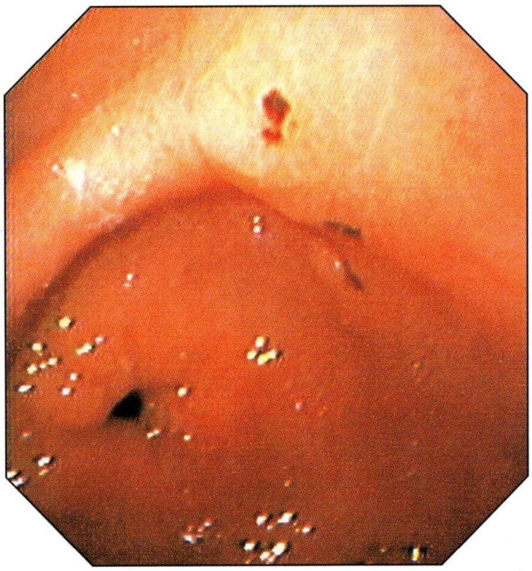

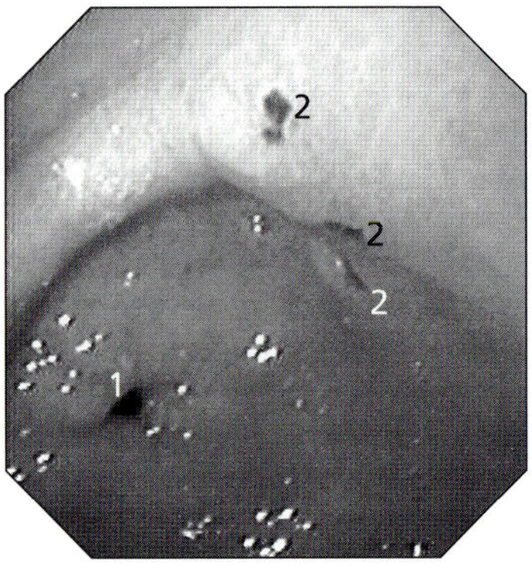

Abb. 52: Hämorrhagische Erosionen
1 Pylorus
2 multiple aphthoide Läsionen mit Blutungspunkten

Motilitätsstörungen und Gastritis) vor. Die Ulkusentstehung wird außerdem gefördert durch exogene Schadstoffe wie Rauchen, Alkoholkonsum, Antirheumatika/Steroidtherapie und Koffeinkonsum. Möglicherweise spielen zusätzliche Faktoren der Ernährung, Streßfaktoren, Infektionen (Helicobacter pylori) sowie der Einfluß von extragastralen Erkrankungen eine zusätzliche Rolle. Im Vergleich zur alterskontrollierten Allgemeinpopulation ist die ätiologische Bedeutung einer signifikanten Häufung einer Helicobacter pylori-Typ B-Gastritis beim Ulcus ventriculi (bisher?) nicht gesichert.

Aus der Sicht des endoskopisch tätigen **Gastroenterologen** steht beim chronischen Ulcus ventriculi die Abgrenzung des Befundes von malignen Neoplasien im Vordergrund.

Obwohl unter den verschiedenen Aspekten der Ulkusform, der Abgrenzbarkeit von Ulkusgrund und Umgebung, der Ausprägung und Form der perifokalen Rötung sowie besonderer Veränderungen der Faltenkonvergenz sogenannte Malignitätskriterien erarbeitet worden sind, muß festgehalten werden, daß aus endoskopischer Sicht eindeutige Differenzierungskriterien nicht existieren. Daher müssen aus allen ulzerösen Läsionen des Magens ausreichend repräsentative Biopsien aus dem Ulkusrand und Ulkusgrund entnommen werden.

In der Entstehung eines Ulcus ventriculi, seinen Abheilungs- und Narbenstadien und etwaigen Rezidivbildungen läßt sich ein sogenannter „Lebenszyklus" erkennen. Die aktiven Stadien (A1 und A2) erstrecken sich über einen Zeitraum von 2-6 Wochen (Abb. 53-58). Das Heilungsstadium (mit den Episoden H1 und H2) ist durch Reparationsmechanismen mit schrittweiser Verkleinerung der Läsion gekennzeichnet. Das Narbenstadium ist durch eine unterschiedliche Färbung (zunächst rot, dann weiß) der sich entwickelnden Vernarbung geprägt (Abb. 59-61).

4. Therapeutische Aspekte

Während die Therapie eines akuten gastritischen Schubes nach Absetzen/Vermeiden der auslösenden Noxen in der Regel als unproblematisch gilt (Ausnahme: akute Gastritis mit Erosionen wegen der Blutungsgefahr/Komplikationen bei Gastritis nach Säure- und Laugenverletzungen), ist die Indikation zur medikamentösen Therapie der chronischen Gastritis ein komplexeres Problem.

Wegen des fraglichen Zusammenhangs der dyspeptischen Beschwerden mit Art und Ausmaß der histologischen Veränderungen bei der chronischen Gastritis wurde die Indikation zur therapeutischen Intervention bisher eher zurückhaltend gestellt. Nach neueren Erkenntnissen muß aber zumindest bei einem Teil der hochaktiven chronischen Typ-B-Gastritis (Helicobacter pylori-induziert) davon ausgegangen werden, daß sie für dyspeptische Beschwerden verantwortlich ist. Wird hierbei eine Eradikationstherapie des Helicobacter pylori durchgeführt, beobachtet man nicht nur einen Rückgang der Gastritisaktivität, sondern auch eine Verminderung der Rezidivrate beim Ulcus duodeni. Außerdem sind enge Beziehungen zwischen dem Grad der chronischen Typ-B-Gastritis und dem Ulcus ventriculi gesehen worden.

Bei dem chronischen Ulkusleiden mit der Entwicklung peptischer Gastroduodenalulzera ist die Zielsetzung der medikamentösen Therapie in erster Linie auf die rasche Schmerzbefreiung des Ulkuspatienten ausgerichtet. Fast ebenso wichtige Ziele sind die Heilungs-

Ulcus ventriculi, aktive Stadien

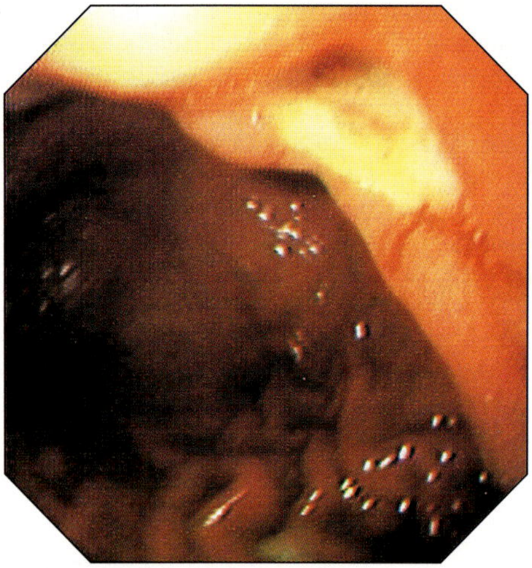

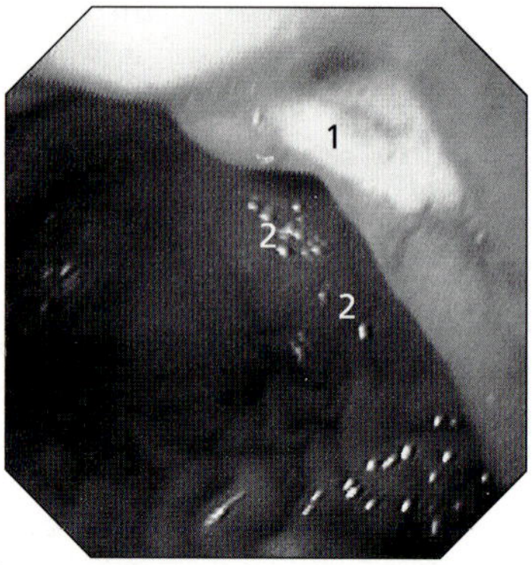

Abb. 53:
1 exkaviertes Ulkus, kleinkurvaturseitig zur Hinterwand gelegen
2 Magenlumen

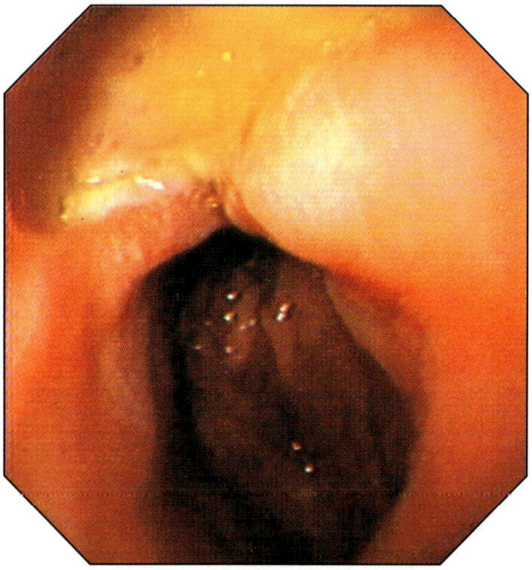

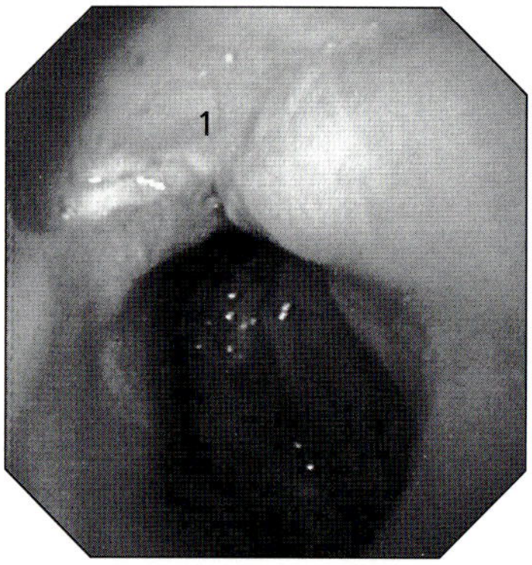

Abb. 54:
1 großes, fibrinbedecktes Ulkus, kleinkurvaturseitig (endoskopisch Malignitätsverdacht)

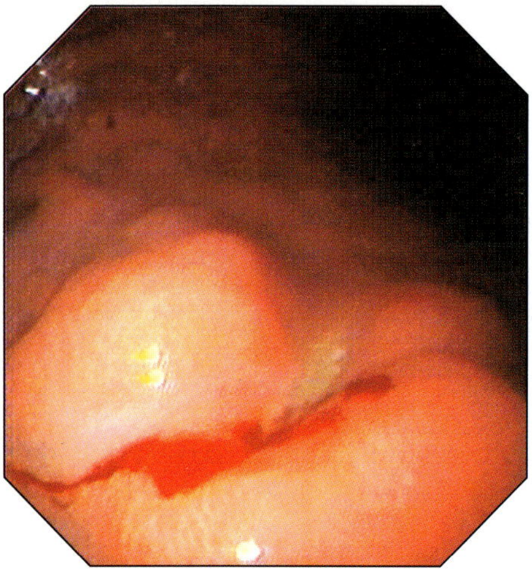

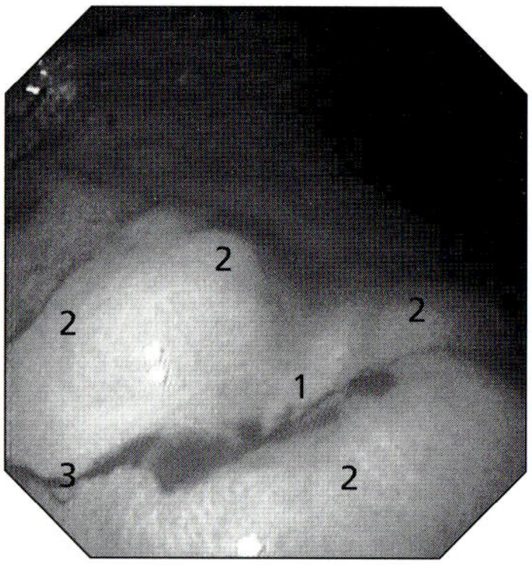

Abb. 55:
1 Ulkusexkavation
2 unregelmäßiger, ödematöser Randwall
3 spontane Sickerblutung

Ulcus ventriculi, aktive Stadien

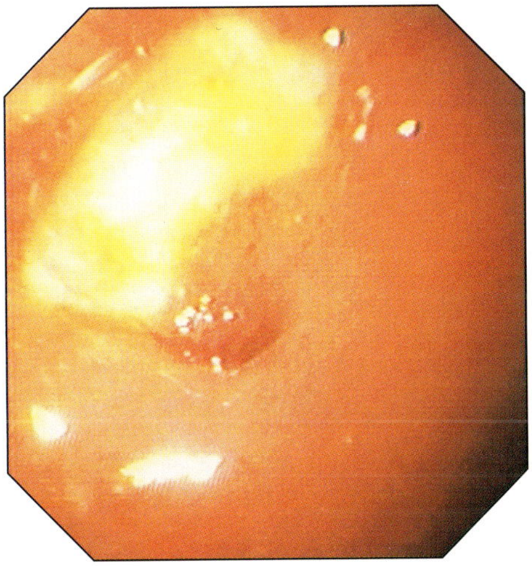

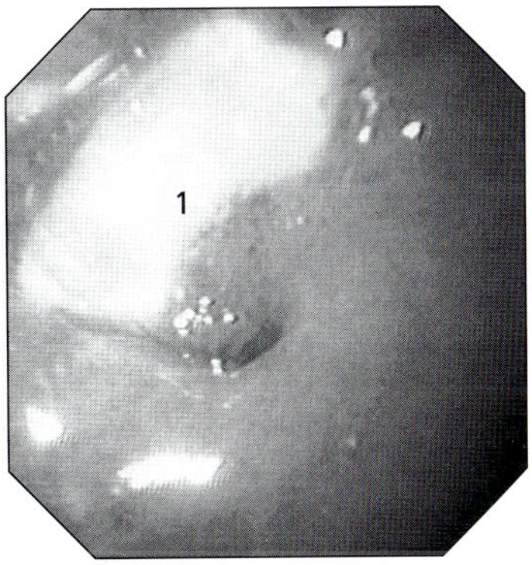

Abb. 56:
1 großes fibrinbedecktes Ulkus im präpylorischen Antrum

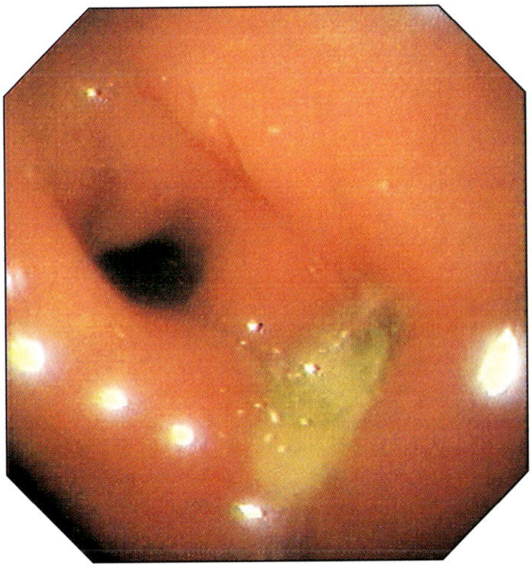

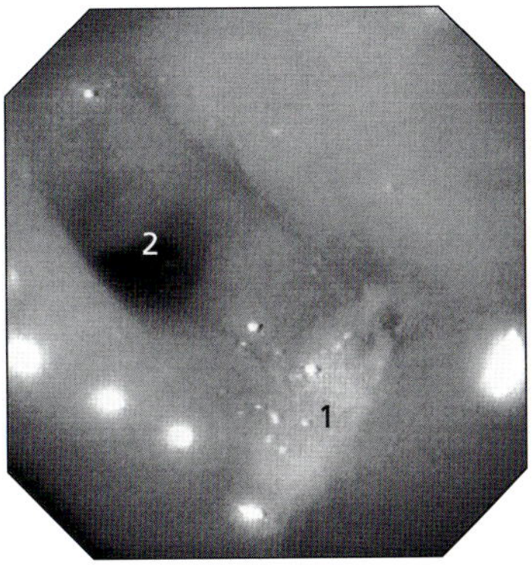

Abb. 57:
1 ovaläres, ausgestanztes Ulkus mit schmierigem Fibrinbelag
2 Pylorus

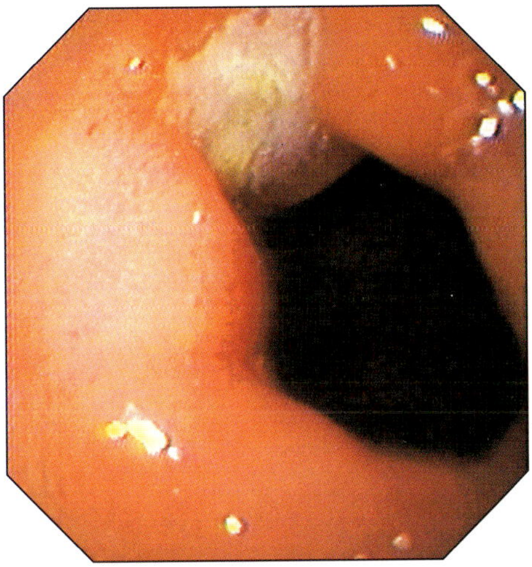

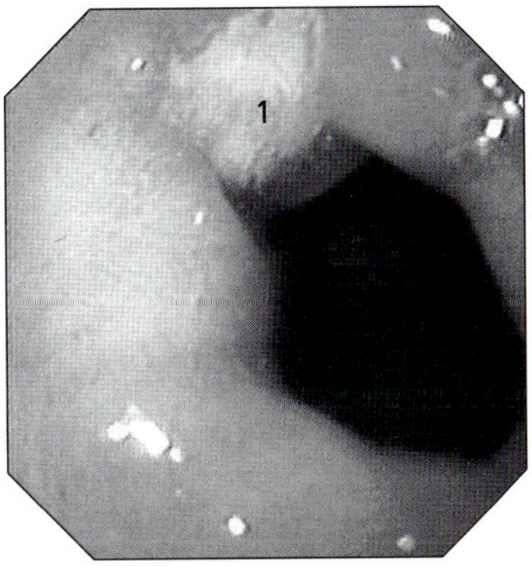

Abb. 58:
1 Ulkusläsion mit schmierigem Fibrinbelag, direkt im Pyloruskanal gelegen

Ulcus ventriculi, Abheilungsstadien

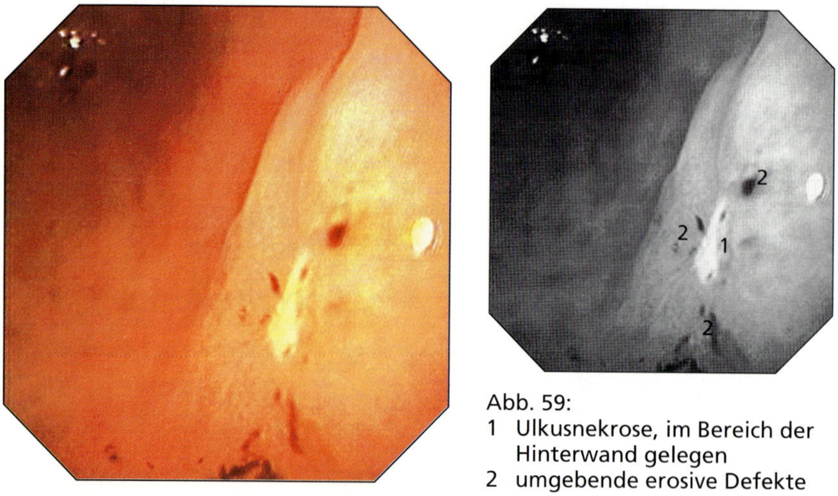

Abb. 59:
1 Ulkusnekrose, im Bereich der Hinterwand gelegen
2 umgebende erosive Defekte

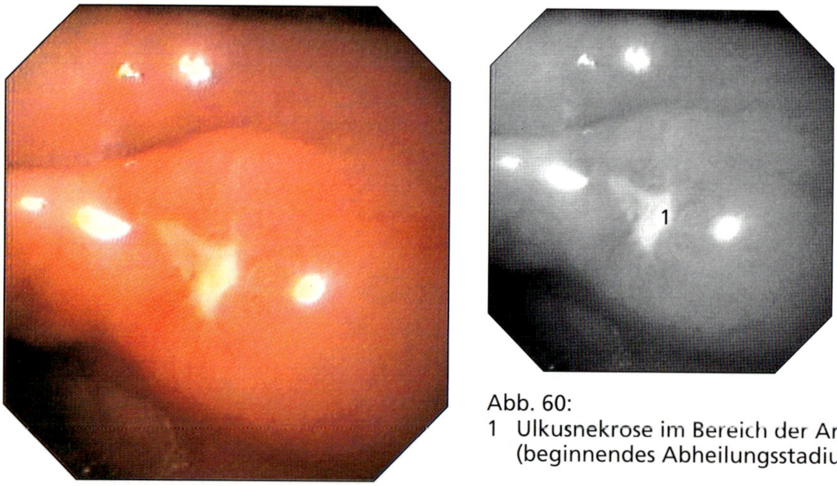

Abb. 60:
1 Ulkusnekrose im Bereich der Angulusfalte (beginnendes Abheilungsstadium)

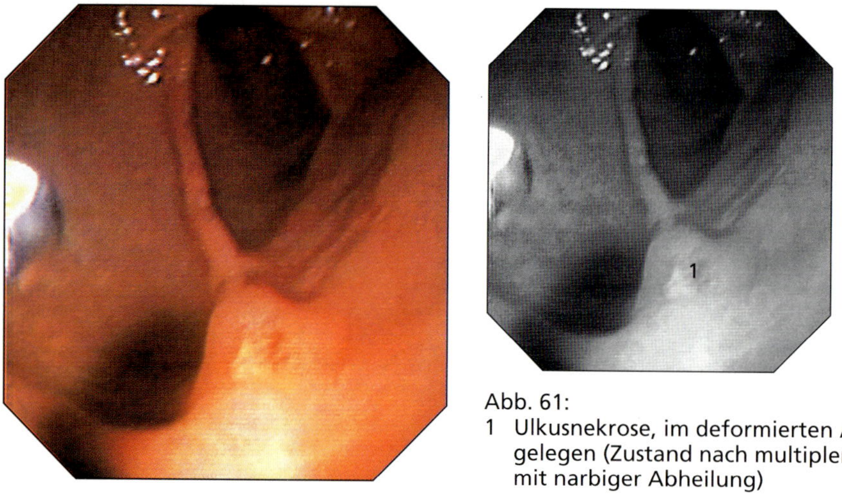

Abb. 61:
1 Ulkusnekrose, im deformierten Antrum gelegen (Zustand nach multiplen Ulzerationen mit narbiger Abheilung)

beschleunigung sowie die Verhütung von Rezidiven und die Vermeidung von Komplikationen während des Ulkusschubes.

Bei der Auswahl von Medikamenten hat sich in letzter Zeit neben der entscheidenden Frage der Wirksamkeit eines Präparates auch die Frage der Therapiekosten in den Vordergrund gedrängt. Wichtig erscheint in diesem Zusammenhang die Feststellung, daß ein preiswerteres Präparat nicht immer die kostengünstigere Alternative im Hinblick auf die gesamte **Therapiedauer** und die **Heilungseffektivität** ist.

Unterschieden werden muß zwischen der Akuttherapie und der Langzeittherapie des chronischen Ulkusleidens.

Die wirksamsten Medikamente in der **Akutphase** hinsichtlich rascher Schmerzbefreiung und schneller Abheilung, insbesondere auch bei großen, schmerzreichen und zu Komplikationen neigenden Ulzerationen, sind die **ATPasehemmer** (Pantoprazol, Omeprazol, Lansoprazol).

Die Gruppe der **H_2-Rezeptorenblocker** ist bei größeren und schmerzreichen Ulzerationen im Duodenum ebenfalls geeignet. Ihre Wirkung erscheint beim Ulcus ventriculi im Vergleich zum Ulcus duodeni weniger ausgeprägt. Andere gängige Therapieprinzipien, wie **Antacida, Antimuskarinika** sowie **Sukralfat**, sind den sogenannten einfachen Verlaufsformen mit geringem Leidensdruck, fehlender Rezidivneigung und gutem Ansprechen auf die medikamentöse Therapie vorbehalten. **Wismutpräparate** und **Prostaglandinanaloga** wirken weniger rasch schmerzbefreiend.

Die Frage nach einer **Langzeittherapie** wird nach Abheilung eines akuten Ulkusschubes entschieden. Bei erforderlicher Langzeittherapie stehen mit den H_2-Rezeptorenblockern und den ATPasehemmern (Pantoprazol, Omeprazol, Lansoprazol) zwei hochwirksame Substanzklassen zur Verfügung. Die Gruppe der ATPasehemmer zeigte sich in Langzeittherapiestudien den H_2-Blockern gleichwertig bzw. sogar überlegen.

Zwar lag bei Redaktionsschluß (März 1995) noch für keinen der obengenannten ATPasehemmer eine Zulassung für die Langzeittherapie vor, in der Praxis wird jedoch die Therapie in halber Dosierung (z.B. alternierend jeden 2. Tag) über ca. zwei Jahre vorgenommen.

Endoskopische Kontrolluntersuchungen sind hierbei routinemäßig nicht erforderlich. Endoskopiert werden sollte nach Auftreten von Beschwerden. Bei Nachweis eines Rezidivulkus im Magen oder Bulbus duodeni sollte die Dosierung verdoppelt oder eine andere Substanzklasse gewählt werden. Bei Hochrisikopatienten oder bei Patienten nach Ulkusblutung, bei denen eine Therapie mit nichtsteroidalen Antirheumatika unverzichtbar ist, sollte eine Therapieumstellung auf einen ATPasehemmer erfolgen (Abb. 62-67).

Therapie bei Nachweis von Helicobacter pylori

In den zurückliegenden Jahren hat sich eine Vielzahl von Studien mit der Rolle von Helicobacter pylori beschäftigt. Die Häufigkeit des Nachweises von Helicobacter pylori bei der Gastritis Typ B hat entscheidend zu einer neuen ätiopathogenetischen Einteilung der Gastritisformen beigetragen.

Darüber hinaus hat der offensichtliche Zusammenhang einer Helicobacter pylori-Infektion mit dem Ulcus duodeni und wohl auch mit dem Ulcus ventriculi zu einer Vielzahl von Studien mit unterschiedlichsten Eradikationsschemata geführt. Insbesondere im Hinblick auf das Langzeitmanagement der peptischen Ulkuserkran-

Ulcus ventriculi, Verlauf unter Therapie (Pantoprazol)

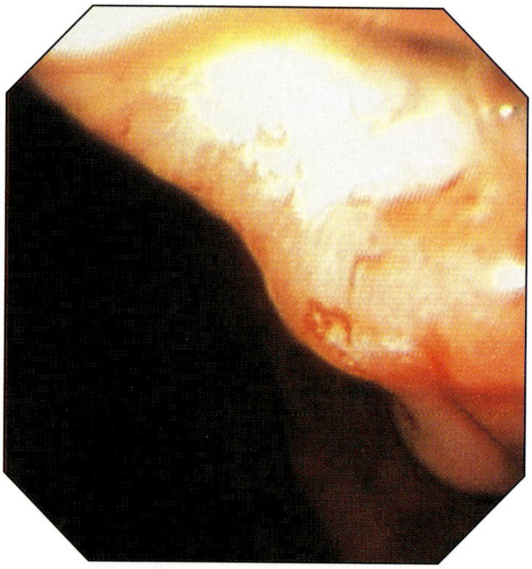

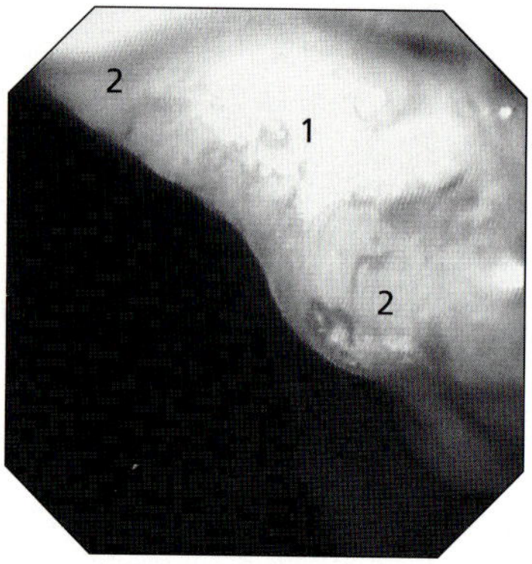

Abb. 62:
1 große fibrinbedeckte Ulkusexkavation, kleinkurvaturseitig zur Hinterwand gelegen
2 ödematöser Randwall

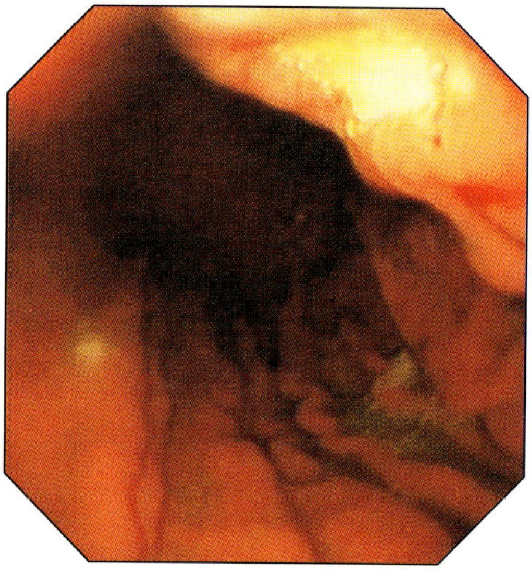

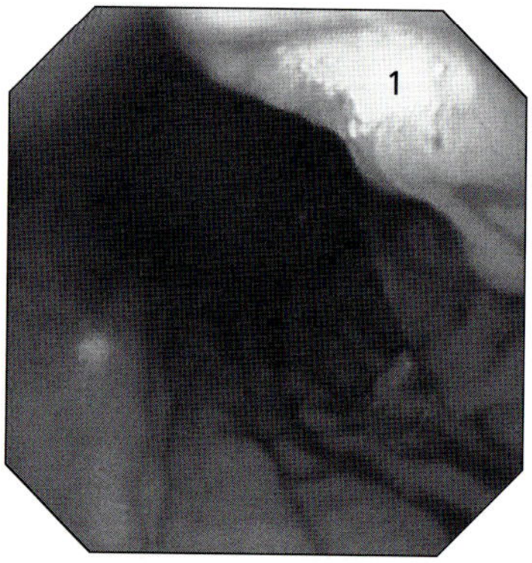

Abb. 63:
1 deutliche Verkleinerung der Ulkusnekrose (nach 4 Wochen Therapie)

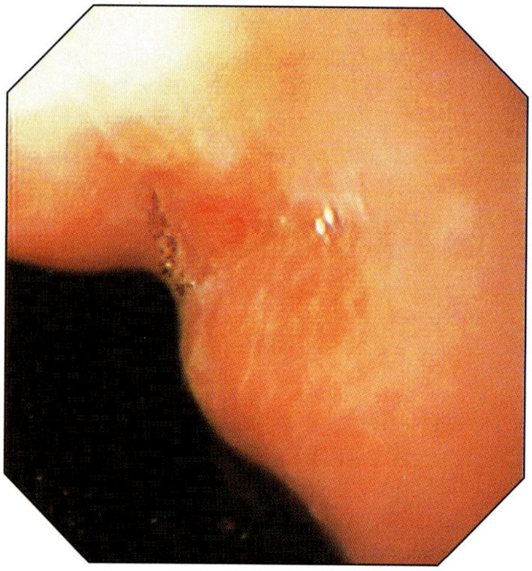

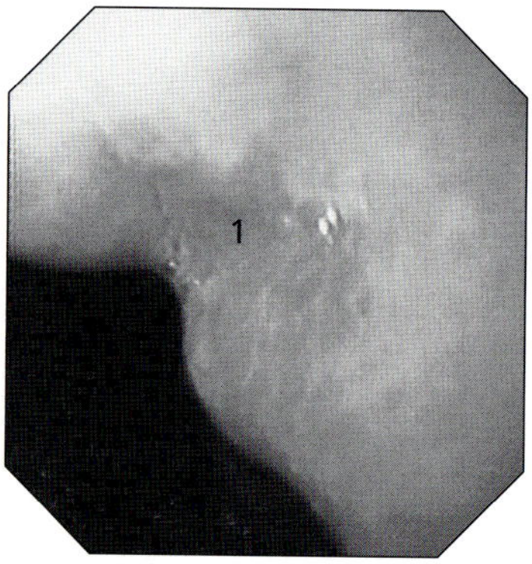

Abb. 64:
1 narbige Abheilung des primär malignitätsverdächtigen Ulkus (8 Wochen nach Therapie)

Ulcus ventriculi, Verlauf unter Therapie (Pantoprazol)

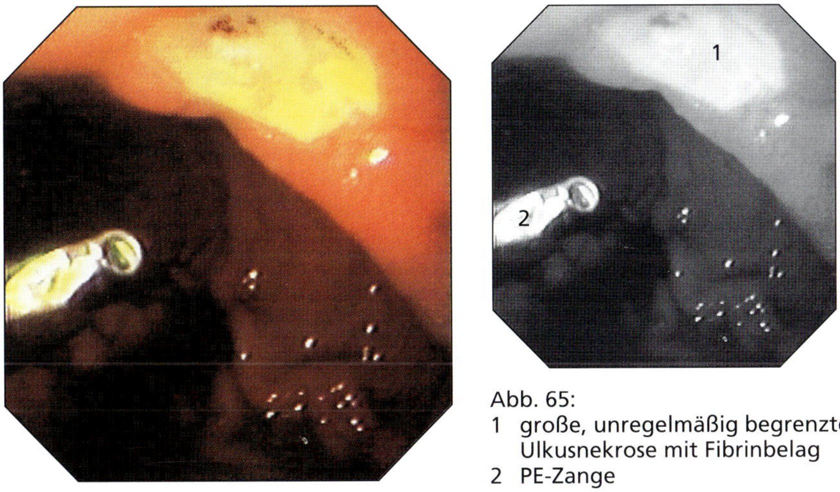

Abb. 65:
1 große, unregelmäßig begrenzte, ausgestanzte Ulkusnekrose mit Fibrinbelag
2 PE-Zange

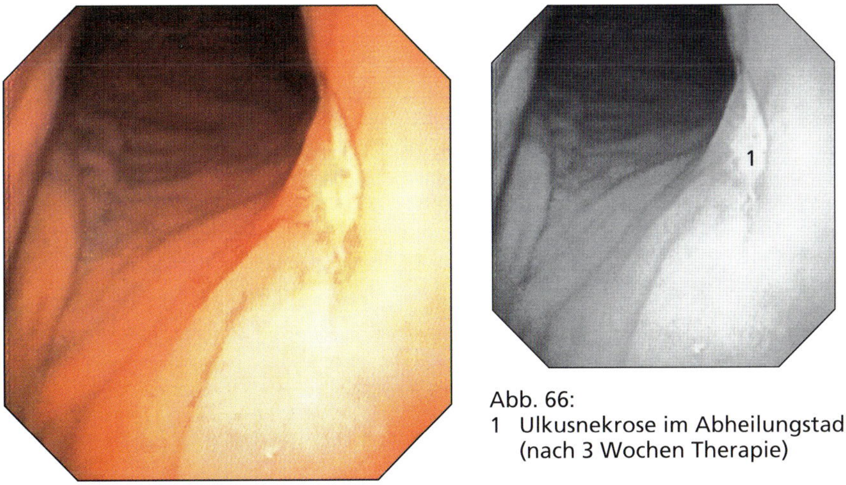

Abb. 66:
1 Ulkusnekrose im Abheilungstadium (nach 3 Wochen Therapie)

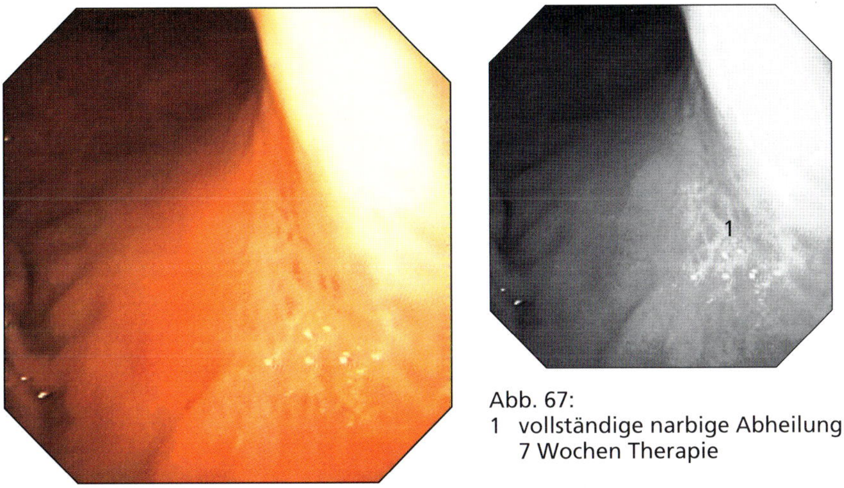

Abb. 67:
1 vollständige narbige Abheilung nach 7 Wochen Therapie

kungen sind entscheidende Auswirkungen der Eradikationstherapie deutlich geworden.

Namentlich zur Vermeidung eines Ulkusrezidivs in Duodenum und Magen haben sich mit der Eradikationstherapie drastische Verbesserungen erzielen lassen. Ähnlich beeindruckend waren die Ergebnisse zur Vermeidung von Komplikationen am Beispiel der peptischen Ulkusblutung.

Die meisten Daten zur Wirksamkeit von Helicobacter pylori-Eradikationsstrategien liegen einerseits für die **Triple-Therapie**, andererseits für die Therapiekombination **ATPasehemmer + Antibiotika** vor.

Bei den verschiedenen Formen der Triple-Therapie hat sich die Kombination aus Wismut, Tetracyclin und Metronidazol als besonders effektiv erwiesen.

Als alternativer Therapieansatz wurde die Kombination aus einem Protonenpumpenhemmer und Amoxicillin eingesetzt. Dieses Therapieschema war zwar im Vergleich zur Triple-Therapie (Wismut + Tetracyclin + Metronidazol) sehr nebenwirkungsarm, wurde aber aufgrund seiner weltweit sehr unterschiedlichen Eradikationsraten eher kontrovers diskutiert.

Bezüglich Dosierung und Dauer der Anwendung der einzelnen Eradikationsschemata muß auf die Spezialliteratur verwiesen werden. Eine sorgfältige, vergleichende Beurteilung wurde kürzlich von J.G. Penston, Ninewells Hospital, Dundee, Schottland veröffentlicht (Aliment Pharmacol Ther 1994; 8: 369-389).

Durch neuere Untersuchungen (Bazzoli 1993, Axon 1994, Adamek 1995) ist die H. pylori-Eradikationstherapie möglicherweise einen deutlichen Schritt vorangekommen. Es konnte gezeigt werden, daß mit einer einwöchigen Therapie, bestehend aus einem Protonenpumpenhemmer und zwei (niedrigdosierten) Antibiotika, hohe H. pylori-Eradikationsraten um ca. 90 % erreichbar sind.

Dieses zukunftsweisende Therapieschema zeigt bislang den Vorteil einer guten Reproduzierbarkeit bezüglich der erreichten hohen Eradikationsraten bei gleichzeitig guter Verträglichkeit.

5. Magentumoren

a) Gutartige Tumoren

Bei den gutartigen Magentumoren handelt es sich im wesentlichen um epitheliale Tumoren. Hierbei steht der gutartige, hyperplasiogene Polyp mit ca. 60 % an erster Stelle, gefolgt von der polypösen foveolären Hyperplasie mit ca. 30 % (siehe hierzu Abb. 68-73). Adenomatöse Polypen sowie villöse Polypen sind deutlich seltener. Diese beiden Polypenformen weisen jedoch, wie auch die Polyposis beim Gardner-Syndrom, ein gewisses Entartungspotential auf.

Bei den mesenchymalen Tumoren kommt den Leiomyomen wegen ihrer Blutungsneigung eine gewisse klinische Bedeutung zu. Die Interventionsmöglichkeit richtet sich im wesentlichen nach der Größe des Befundes oder etwaigen Komplikationen wie z.B. Blutungsneigung.

Adenome müssen vollständig entfernt werden. Bei Polyposis ventriculi mit größeren Polypen sind in der Regel kurzfristige Kontrollen endoskopisch erforderlich.

Die Technik der Polypektomie mit der Diathermieschlinge ist im Zusammenhang mit der häufigeren Polypektomie von Kolonpolypen ausführlich beschrieben.

Magenpolypen

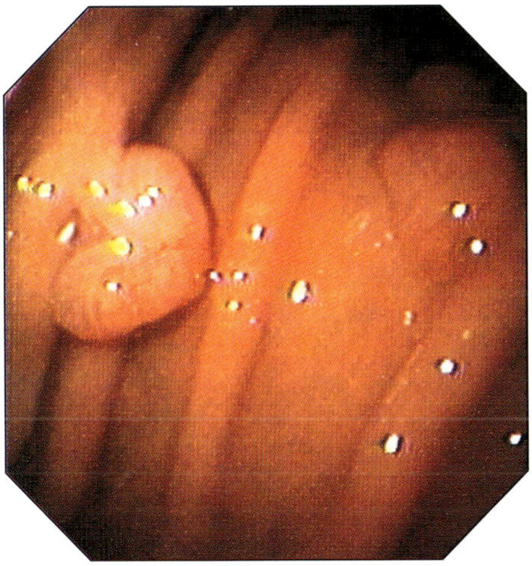

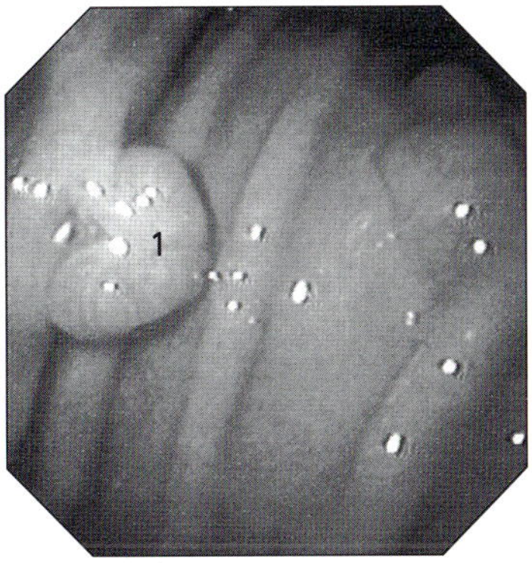

Abb. 68:
1 taillierter Polyp im Magen, großkurvaturseitig (bei Polyposis ventriculi)

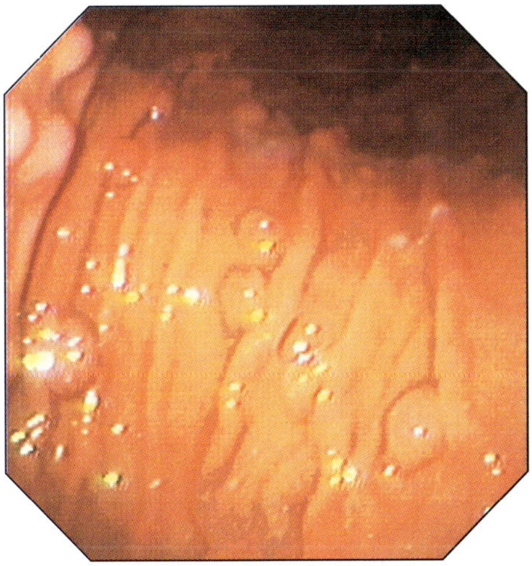

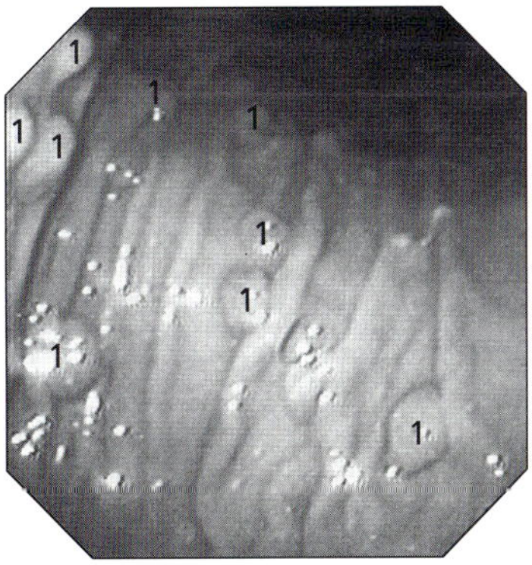

Abb. 69:
1 multiple Polypen bei Polyposis ventriculi (große Kurvatur)

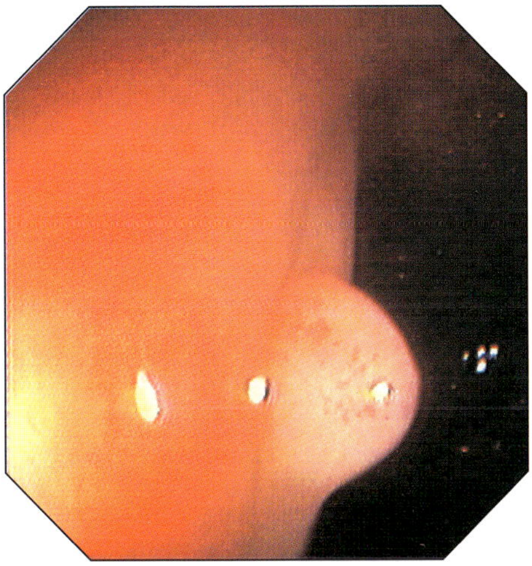

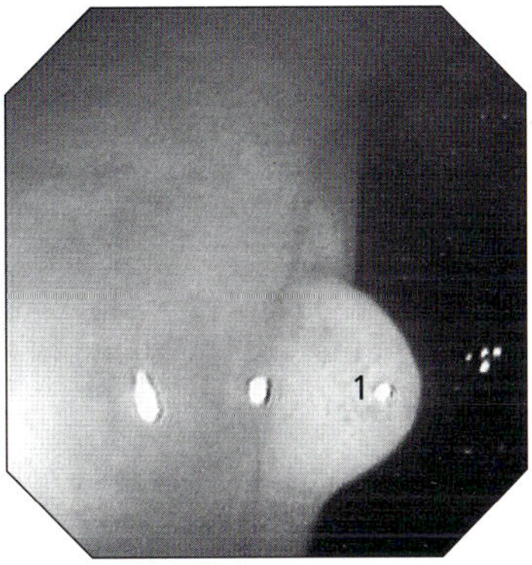

Abb. 70:
1 sessiler Polyp, Antrum, Vorderwand (histologisch hyperplasiogener Polyp)

Magenpolypen

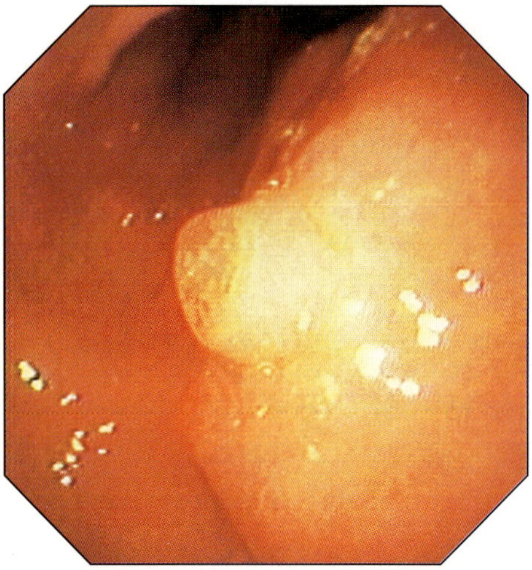

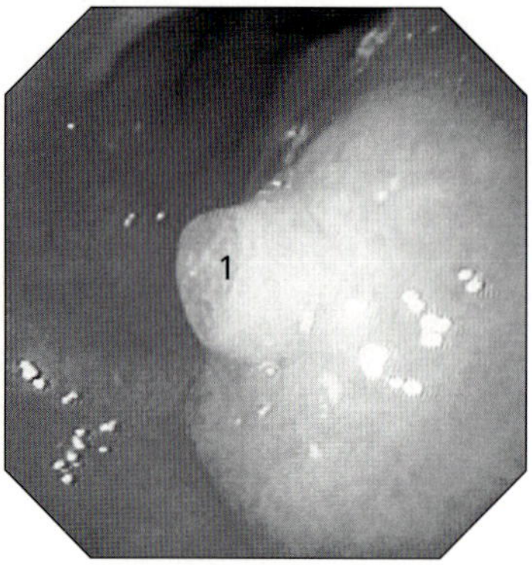

Abb. 71:
1 sessiler Polyp im Magenkorpus zur Hinterwand (histologisch fokale, foveoläre Hyperplasie)

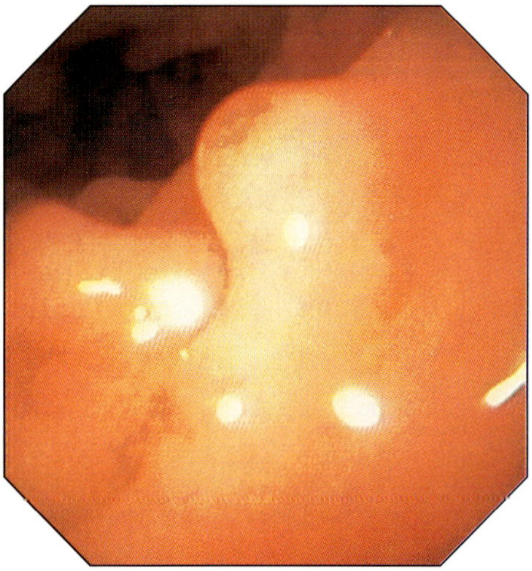

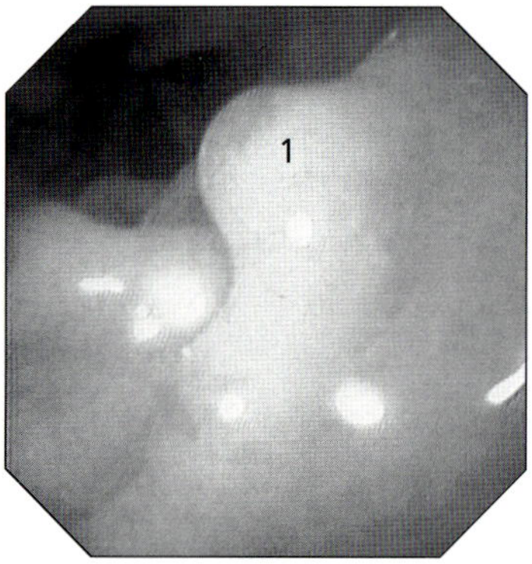

Abb. 72:
1 sessiler Polyp im Magenkorpus (histologisch hyperplasiogener Polyp)

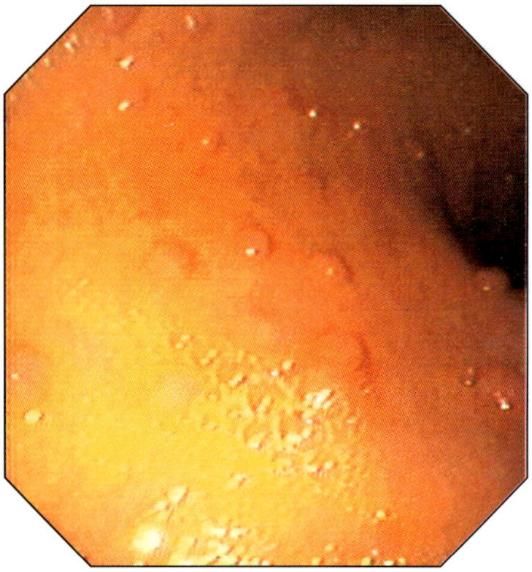

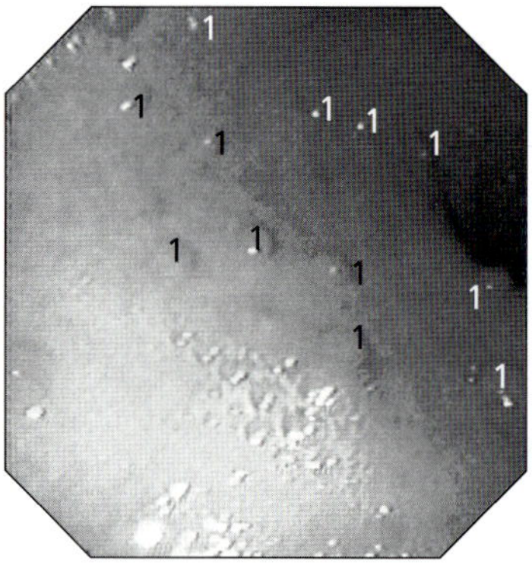

Abb. 73:
1 multiple, kleine, sessile Polypen bei Peutz-Jeghers-Syndrom

b) Maligne Tumoren

Das Magenkarzinom stellt die häufigste Neoplasie des Magens dar. Seltener werden das maligne Non-Hodgkin-Lymphom, die Lymphogranulomatose, Leiomyosarkom und das Leiomyoblastom sowie Metastasen in der Magenwand beobachtet. Die Aufgabe der Endoskopie besteht in der möglichst frühzeitigen Erkennung von verdächtigen Alterationen der Magenschleimhaut, die einer umgehenden Klärung der Dignität zugeführt werden müssen. Insbesondere beim Magen-Früh-Karzinom sind die unterschiedlichen Erscheinungsformen zu beachten. Nach dem endoskopischen Aspekt werden bei Magen-Früh-Karzinomen drei Grundtypen unterschieden (Japanische Gesellschaft für gastroenterologische Endoskopie):

Typ 1: vorgewölbter Typ
Typ 2: Oberflächentyp
2a: erhaben
2b: flach
2c: flach-eingesenkt
Typ 3: ulzeröser Typ

Häufig werden auch Magen-Früh-Karzinome mit kombinierten Merkmalen der drei Untergruppen beobachtet.

Beim **fortgeschrittenen Magenkarzinom** ist es definitionsgemäß zu einer Infiltration der tieferen Schleimhautschichten und Magenanteile gekommen. Bei Passieren der Muscularis mucosae und Penetration des Karzinomes in tiefere Schichten ist von einem fortgeschrittenen Magenkarzinom auszugehen. Hierbei hat sich folgende Klassifizierung durchgesetzt:

Typ 1: polypöse, blumenkohlartige Form
Typ 2: exulzerierte Form (Karzinomgewebe an Ulkusrand und -grund)
Typ 3: diffus-infiltrierende Form mit Ulzeration (Abb. 74, 75)
Typ 4: diffus-infiltrierende Form (zirrhöses Magenkarzinom) (Abb. 76)

Diagnosesicherung mittels Biopsie

In der Regel ist eine **Zangenbiopsie** zur eindeutigen Klärung der Dignität ausreichend. Sowohl beim Magen-Früh-Karzinom als auch beim fortgeschrittenen Magenkarzinom kommt der sogenannten „bioptischen Trefferquote" eine entscheidende Bedeutung zu. Zur Vermeidung von falsch-negativen Biopsiebefunden ist eine sorgfältige Biopsietechnik und entsprechende Erfahrung erforderlich.

Eine repräsentative Probeexzision sollte je nach Läsion aus 6-10 Biopsiepartikeln bestehen. Hierbei sollte eine Trefferquote von über 90 % erreichbar sein.

6. Der operierte Magen

Die postoperative Nachsorge von Patienten mit operiertem Magen ruht im wesentlichen auf zwei Säulen.

Die Röntgenuntersuchung des operierten Magens bietet ideale Möglichkeiten bei Fragestellungen zur gestörten Motilität, wie z.B. den Folgen von Stenosen, zu möglicherweise falsch anastomosierten Schlingen sowie bei Fragen des Dumpings oder auch etwaigen Nahtdehiszenzen oder Fistelbildungen.

Magenkarzinom

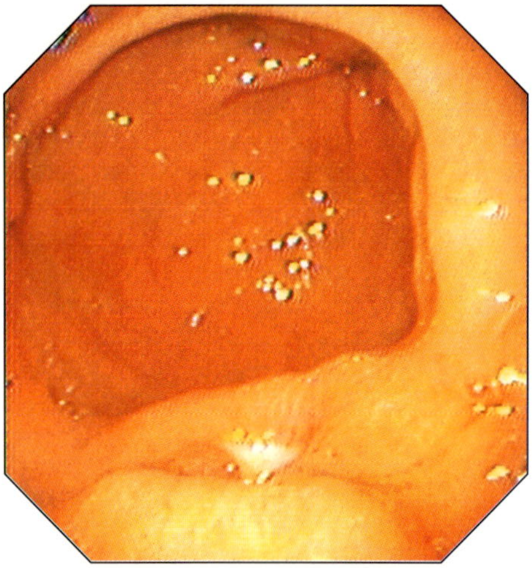

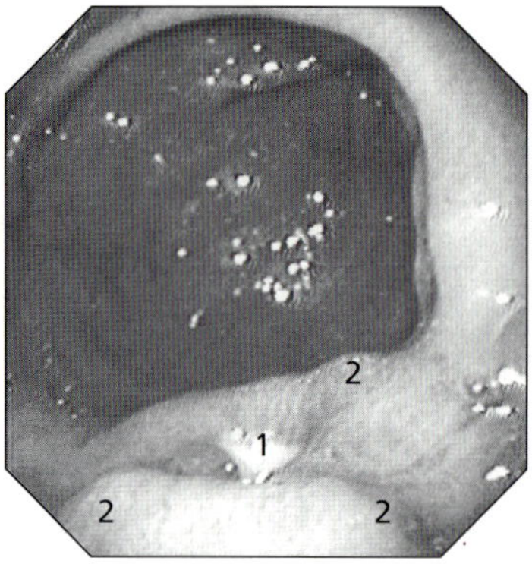

Abb. 74:
Diffus infiltrierende Form mit Ulzeration:
1 maligne Ulkusnekrose
2 aufgeworfener Randwall

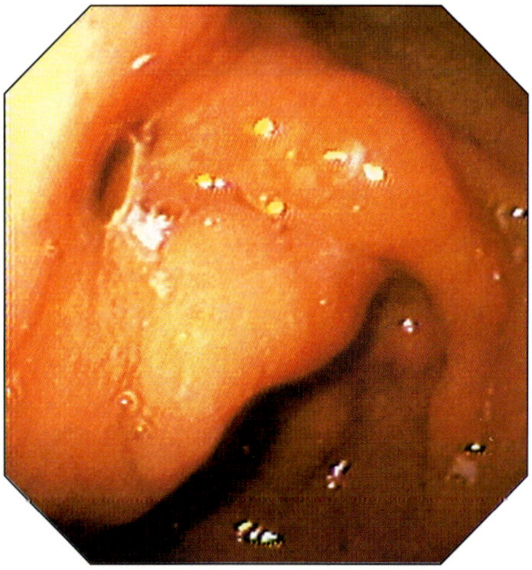

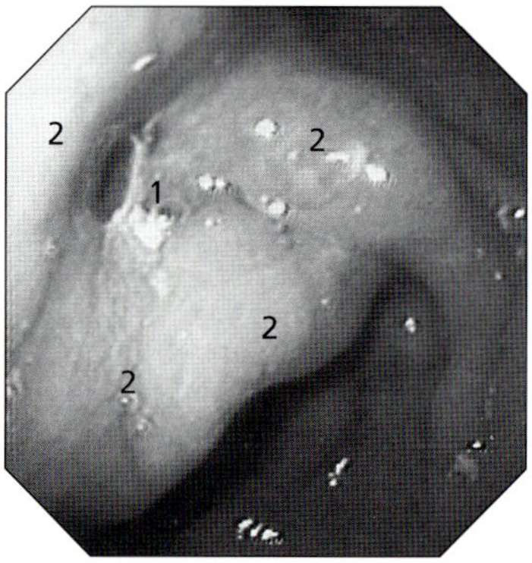

Abb. 75:
Diffus infiltrierende Form
1 maligne Ulkusnekrose
2 diffuse exophytische Infiltration der Umgebung

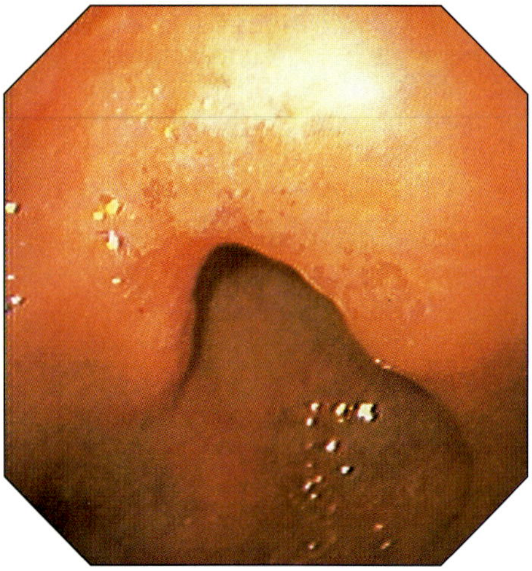

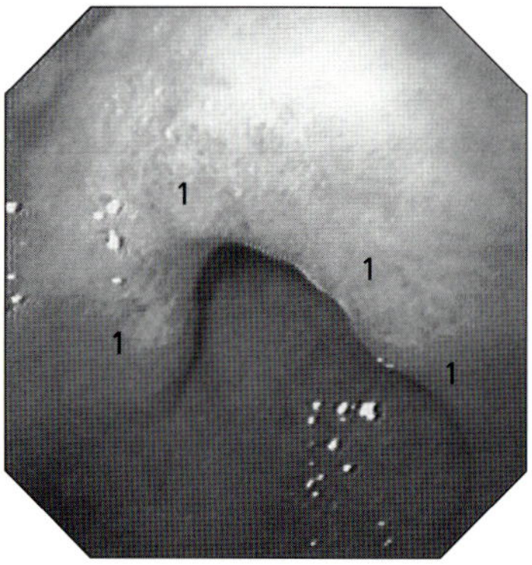

Abb.76:
Diffus infiltrierend-zirrhöse Form
1 rigide Tumorformation mit beg. Stenosierung: submuköses, infiltrierendes Wachstum

Der operierte Magen

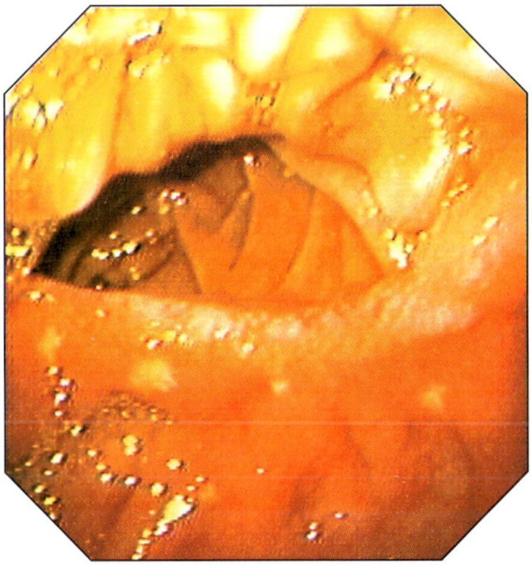

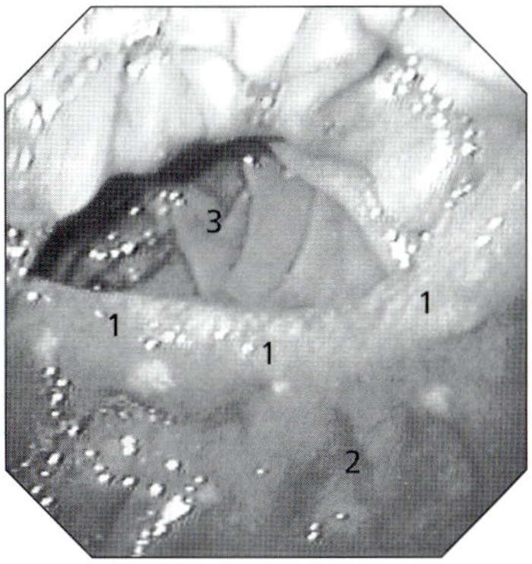

Abb. 77:
1 Anastomositis
2 Magenschleimhaut mit Erythem
3 abführende Schlinge

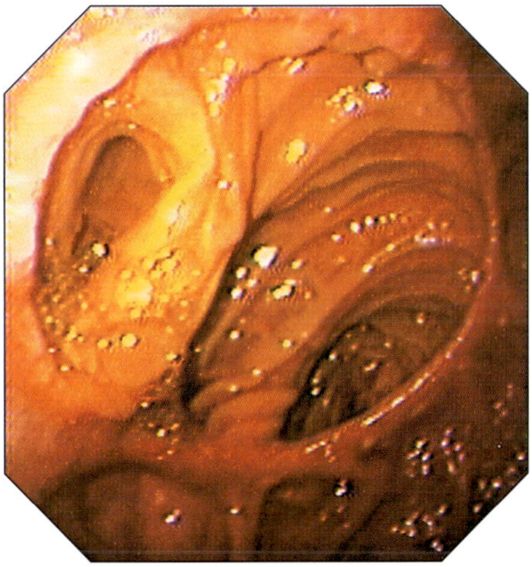

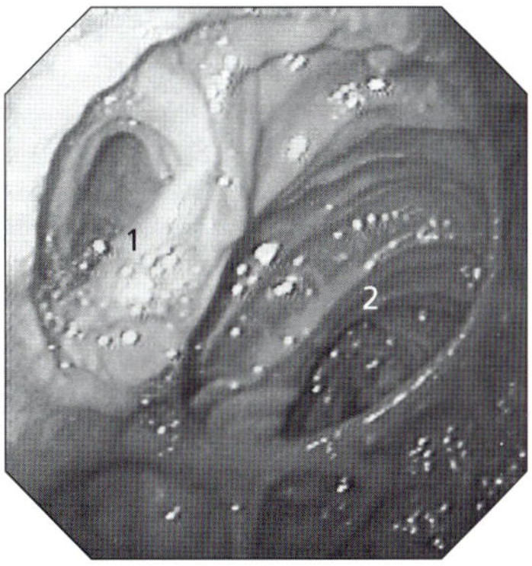

Abb. 78:
B-II-Magen
1 zuführende Schlinge
2 abführende Schlinge

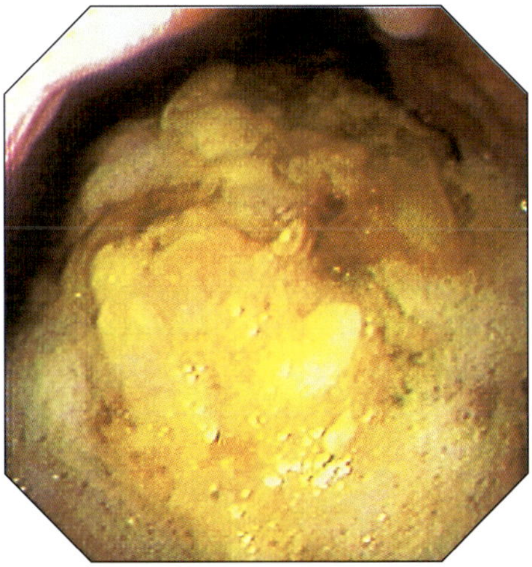

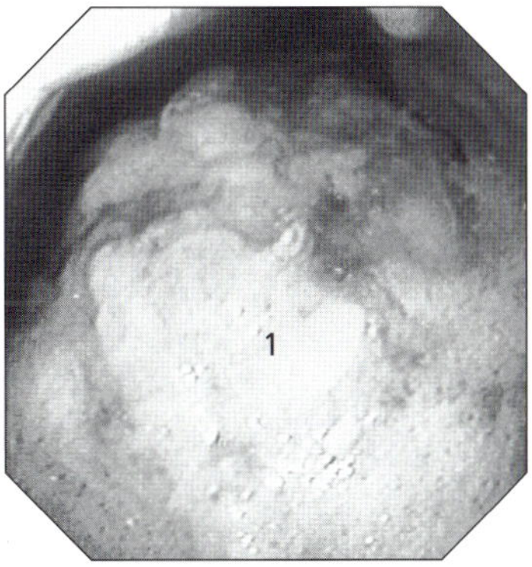

Abb. 79:
1 Magenbezoar bei Magenausgangsstenose (Phytobezoar)

Die ideale Untersuchungstechnik mit der Möglichkeit zur gleichzeitigen histologischen Diagnosesicherung bei pathologischen Schleimhautveränderungen im operierten Magen ist die Endoskopie. Befunde wie Anastomositis (Abb. 77), Anastomosenulkus oder gar Anastomosenkarzinom können mittels direkter PE-Entnahme einer raschen Klärung zugeführt werden. In der Regel lassen sich nicht nur die Anastomosenverhältnisse, sondern auch die zu- und abführenden Schlingen problemlos inspizieren. Bei schwierigen Anastomosenverhältnissen ist zur Differenzierung der zu- und abführenden Schlinge der Gallezufluß aus der zuführenden Schlinge ein hilfreicher Indikator (Abb. 78).

Magenbezoare
Bezoare bestehen meistens aus pflanzlichen Bestandteilen (Phytobezoare). Sie treten als grünlich-gelbliche, kugelige Gebilde in Erscheinung. In diese Fremdkörper aus verschlungenen pflanzlichen faserigen Bestandteilen sind oft Pilzmyzelien eingewandert.

Bezoare treten häufig als Folge einer Magenentleerungsstörung bei operiertem Magen auf. Bezoarähnliche Formationen sind jedoch auch bei einer Magenausgangsstenose, z.B. nach rezidivierenden Ulzera beim nicht operierten Magen zu beobachten (Abb. 79).

III. Erkrankungen des Duodenums

1. Divertikel
Über die Hälfte aller Duodenaldivertikel finden sich in der Nähe der Papilla Vateri. Es handelt sich hierbei in aller Regel um erworbene Divertikel, bei denen die duodenale Mukosa wahrscheinlich im Bereich von Gefäßlücken der Muscularis propria nach außen gestülpt wird (entsprechend einem Pulsionsdivertikel). Klinisch sind die Duodenaldivertikel eher unbedeutend (Abb. 80). In ihrem Bereich finden sich entzündliche Alterationen eher selten. Aus endoskopischer Sicht führen die juxtapapillären Divertikel nur gelegentlich zu erhöhten Problemen im Rahmen einer ERCP.

2. Duodenitis
Je nach Ausprägung der entzündlichen Schleimhautalterationen, die bei der Duodenitis meist auf den Bulbus konzentriert sind, läßt sich eine Einteilung nach Schweregraden folgendermaßen vornehmen:

Die **Duodenitis Grad 1** ist geprägt durch eine fleckige Schleimhautrötung (gelegentlich auch Einblutung).

Die **Duodenitis Grad 2** zeigt zusätzlich eine ödematöse Schleimhautschwellung (Abb. 81).

Bei der **Duodenitis Grad 3** treten zu den vorgenannten Veränderungen Erosionen auf.

Bei der **Duodenitis Grad 4** sind über die erosiven Veränderungen hinaus Schorf/Fibrinauflagerungen zu erkennen.

Bezüglich der z.T. krankheitsspezifischen Schleimhautveränderungen bei Erkrankungen wie Morbus Crohn, Sprue, Morbus Whipple etc. muß auf die einschlägige Spezialliteratur verwiesen werden.

3. Duodenalpolypen
Im Vergleich zu den übrigen Gastrointestinalabschnitten sind Polypen im Bereich des Duodenums eher selten. Die meisten hier vorkommenden Polypen sind gutartig (Abb. 82). Allerdings sollte der

Divertikel, Duodenitis, Duodenalpolyp

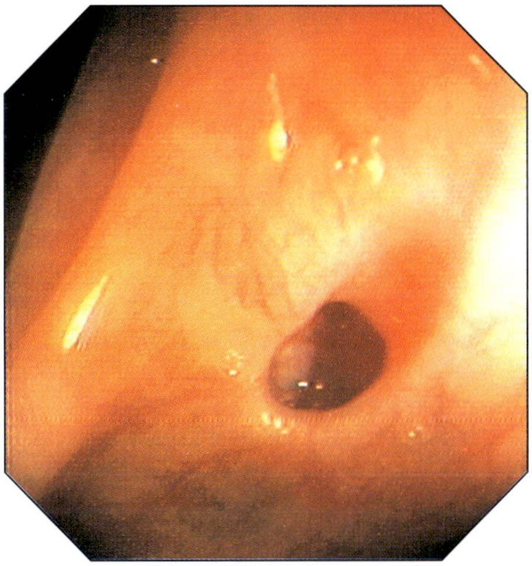

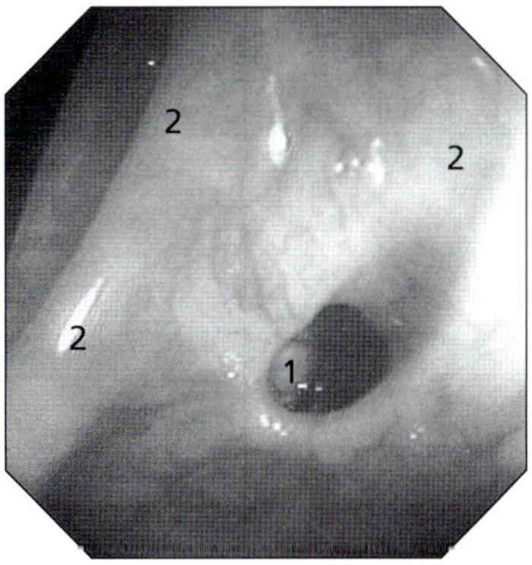

Abb. 80:
1 Divertikel
2 Hinterwand des Duodenums

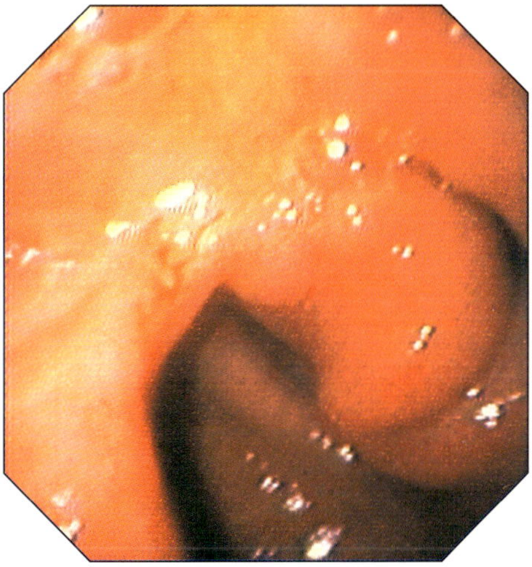

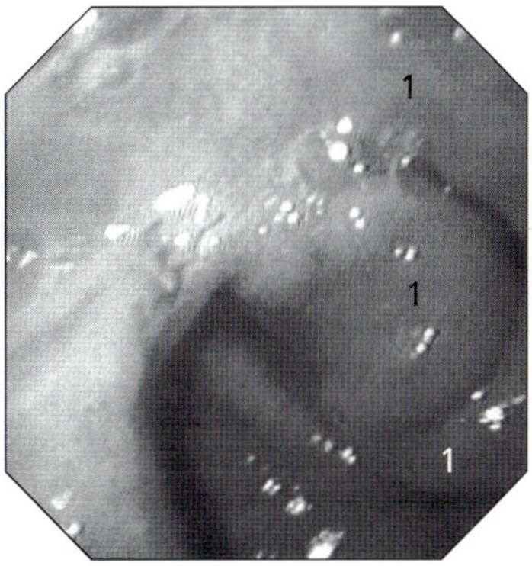

Abb. 81: Duodenitis
1 erythematöse und ödematöse Schleimhautschwellung im Duodenum

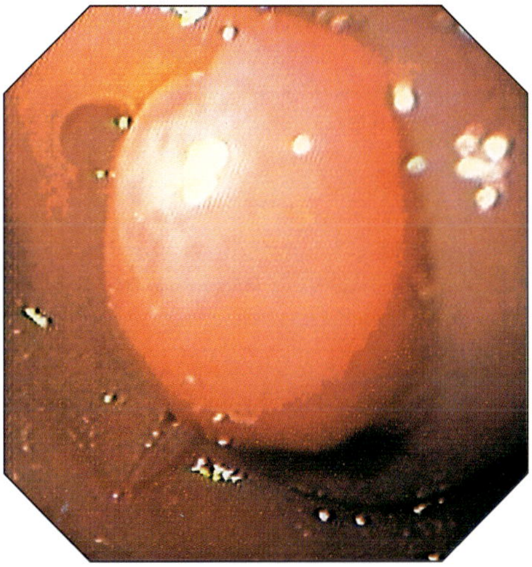

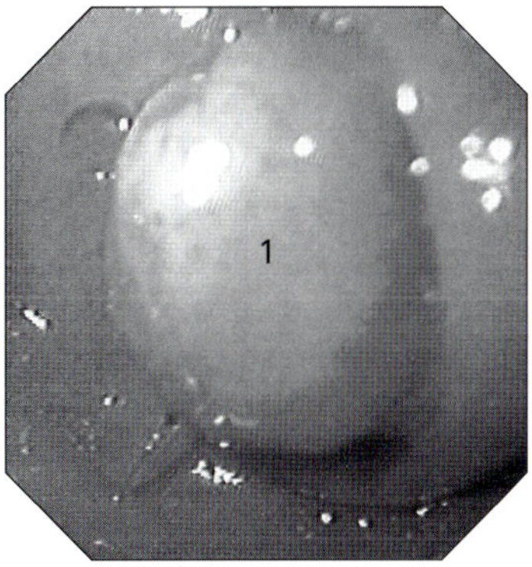

Abb. 82:
1 Polyp im Duodenallumen: Passagestörung durch Okklusion

Anteil von neoplastisch bedingten polypösen Tumoren von ca. 10 bis 15 % nicht übersehen werden.

4. Ulcus duodeni

Die ideale Nachweismethode zur Feststellung eines Ulcus duodeni ist die Endoskopie. Aus größeren Vergleichsstudien ergab sich, daß röntgenologisch ca. 25 % der endoskopisch verifizierten Ulzera übersehen wurden.

Bei weitem die meisten Ulzera des Duodenums finden sich im Bulbus, etwa die Hälfte im Bereich der Vorderwand. Die Ulzerationen im Bulbus duodeni haben im floriden Stadium meist eine rundliche oder ovale Form. Im Vergleich zum Magen sind sie eher klein. Wie im Magen besteht der Ulkusgrund aus einer grauweißen, oft fibrinbedeckten Nekrose. Bei der Ausheilung des floriden Ulkus zum Narbenstadium unterscheidet man die rote von der weißen Ulkusnarbe. Die weißliche Narbenbildung soll im Hinblick auf die Rezidivneigung prognostisch günstiger sein. Besteht ein Zustand nach rezidivierenden Ulcera duodeni, finden sich oft narbig-deformierte und verzogene Bulbusstrukturen. Jedoch ist eine Ausheilung ohne Hinterlassung eines narbigen Defektes ebenfalls möglich. Im Vergleich zum Magenulkus sind maligne Ulzerationen im Duodenum ausgesprochen selten. Meistens handelt es sich bei den hier vorkommenden neoplastischen Prozessen um Pankreaskarzinome. Bei allen auffälligen Ulzerationen im Hinblick auf Form, Größe und Abheilungstendenz sollte großzügig biopsiert werden (Abb. 83-85).

Als Folge von rezidivierenden Ulzera im Bulbus und Pylorusbereich kann sich eine narbige Bulbusdeformierung entwickeln, die manchmal auch divertikelartige Aussackungen aufweist. Im weiteren Verlauf kann eine narbige Stenose mit Passagestörung entstehen.

Ätiopathogenetische Aspekte zur Ulkusentstehung, Zusammenhänge mit einer Helicobacter pylori-Infektion und therapeutische Aspekte sind bereits im Zusammenhang mit dem Ulcus ventriculi beschrieben worden.

IV. Erkrankungen des Kolons

1. Divertikel

Bei den Kolondivertikeln handelt es sich definitionsgemäß ganz überwiegend um sogenannte Pseudodivertikel. Hierbei kommt es zu einer Ausstülpung der Mukosa mit der Muscularis mucosae und einer dünnen Schicht von Längsmuskulatur. Meistens kommen Divertikel multipel vor, Hauptlokalisation ist eindeutig der Sigmabereich. Wie bereits bei der Technik der Koloskopie beschrieben, besteht bei weiten Divertikelhälsen die Möglichkeit einer Verwechslung mit dem Darmlumen und damit erhöhte Perforationsgefahr. Da die Wandung der Divertikel meist nicht einmal 1 mm dick ist, ist äußerste Vorsicht geboten. Die rundliche bis ovale Form der Divertikelhälse im Gegensatz zu der meist sternförmig imponierenden Darstellung des echten Lumens kann als Unterscheidungshilfe dienen (Abb. 86-91).

Die **Divertikelkrankheit** ist geprägt durch das Zusammentreffen von multiplen Divertikeln sowie einer Deformierung und Raffung des betroffenen Darmabschnittes. In Verbindung mit zusätzlichen polypösen Veränderungen können hierdurch Störungen der Stuhlpassage bis hin zu ausgeprägten Stenosebildungen entstehen.

Da die **Divertikulitis** im Divertikel beginnt und sich dann an der

Ulcus duodeni

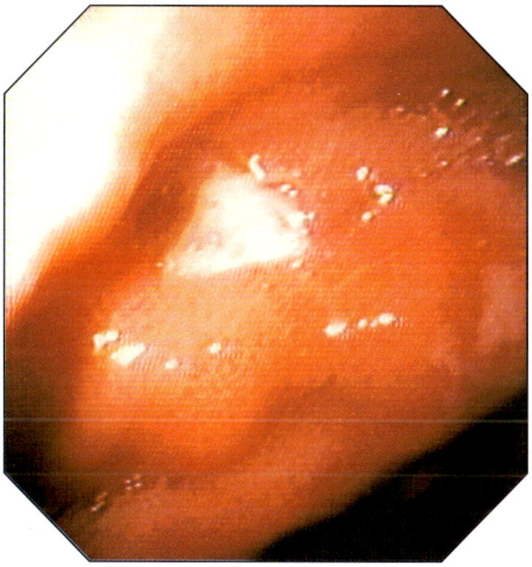

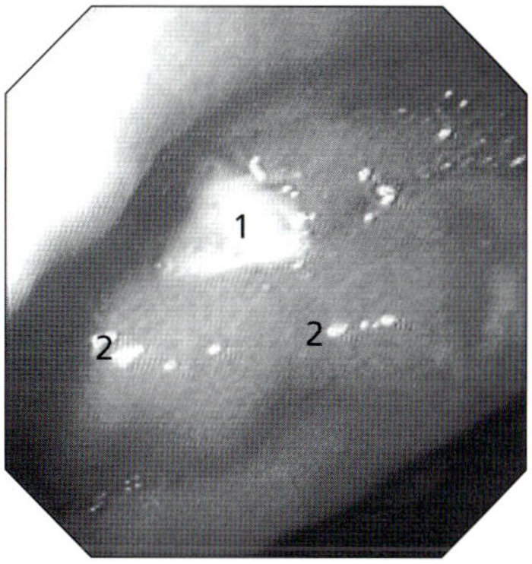

Abb. 83:
1 floride Ulkusnekrose mit Schorfbelag
2 hyperämische Schleimhautschwellung

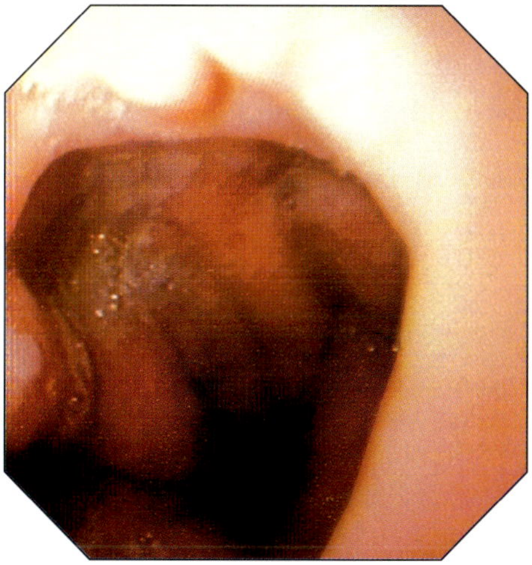

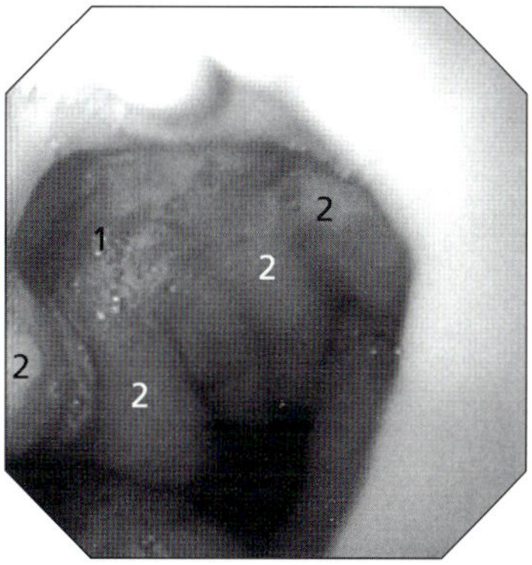

Abb. 84:
1 Ulkusexkavation
2 ödematöse Schleimhaut der Umgebung

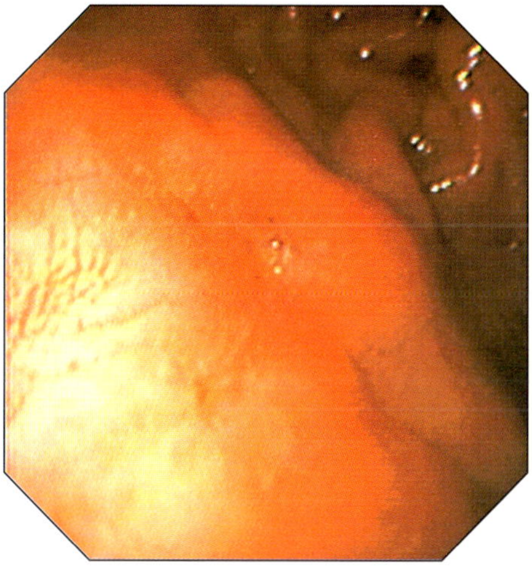

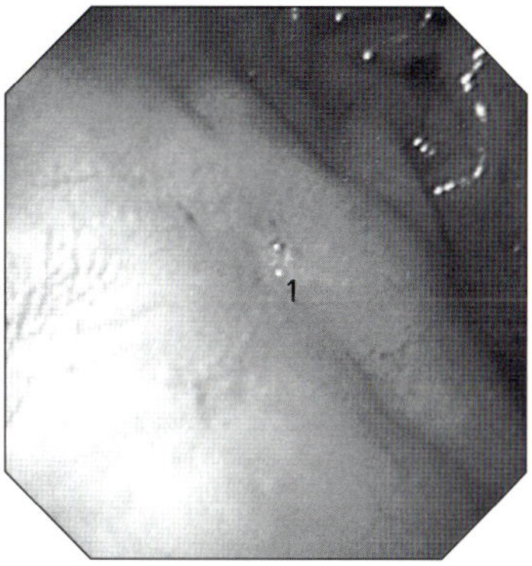

Abb. 85:
1 narbige Ulkusabheilung
(Duodenum, Vorderwand)

Kolondivertikel

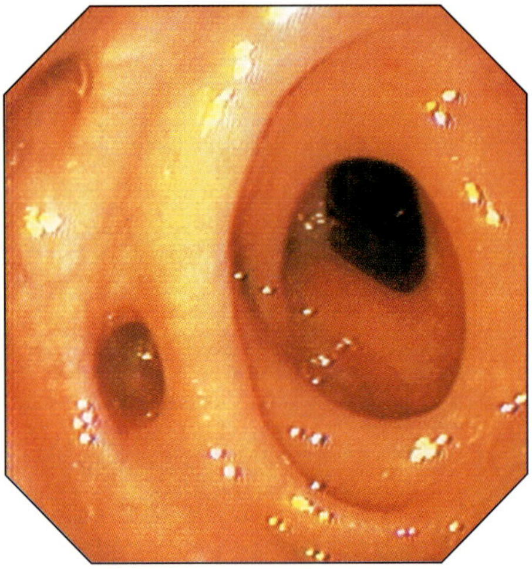

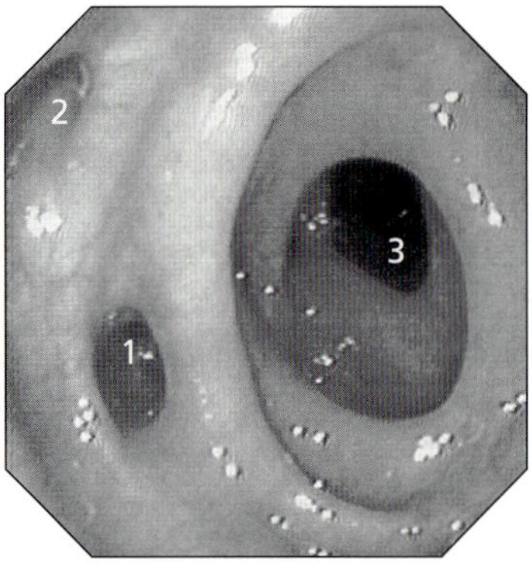

Abb. 86:
1 Divertikelöffnung
2 Divertikelhals
3 Darmlumen

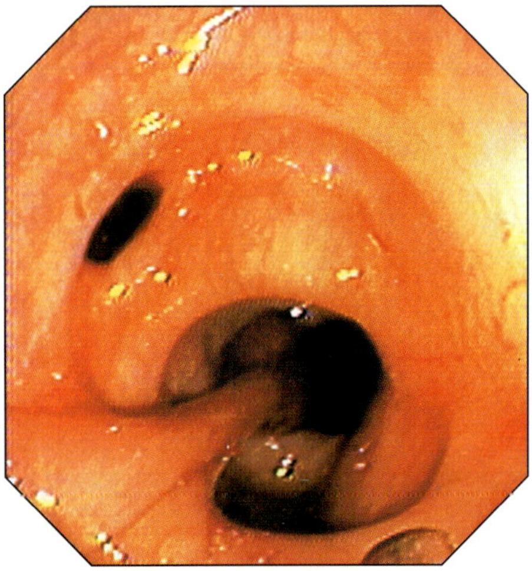

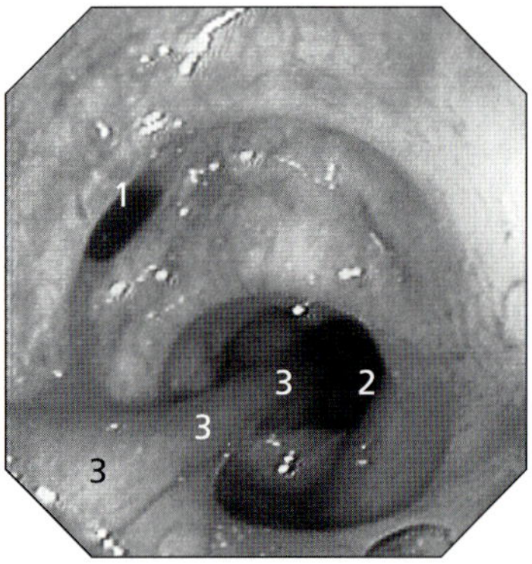

Abb. 87:
1 Divertikelöffnung
2 Darmlumen
3 gestielter Polyp

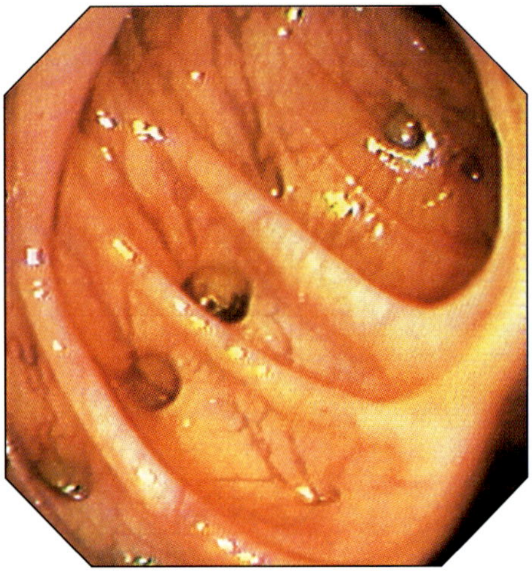

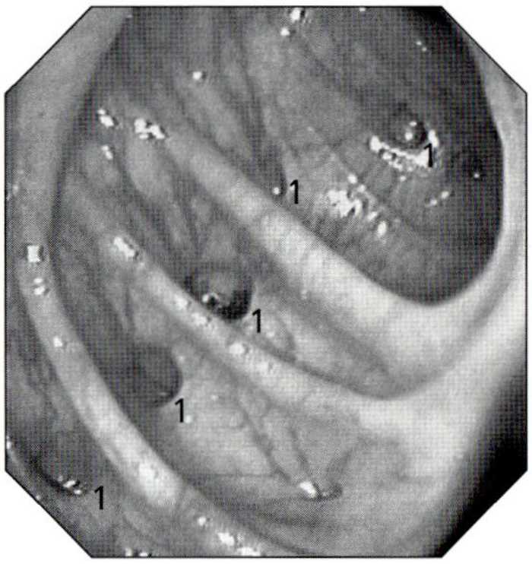

Abb. 88:
1 multiple kleine Divertikel, zum Teil kotgefüllt

Kolondivertikel

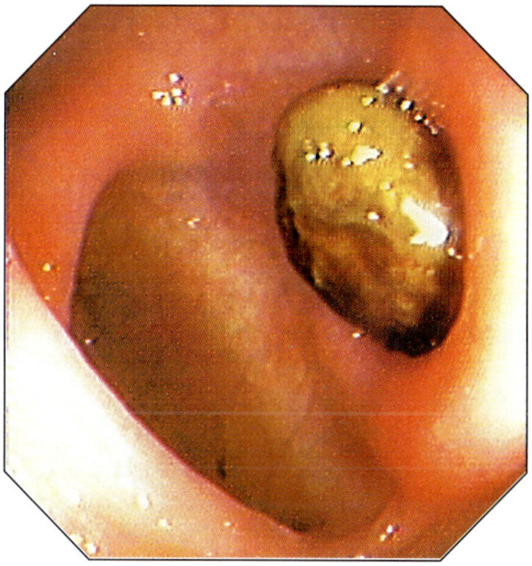

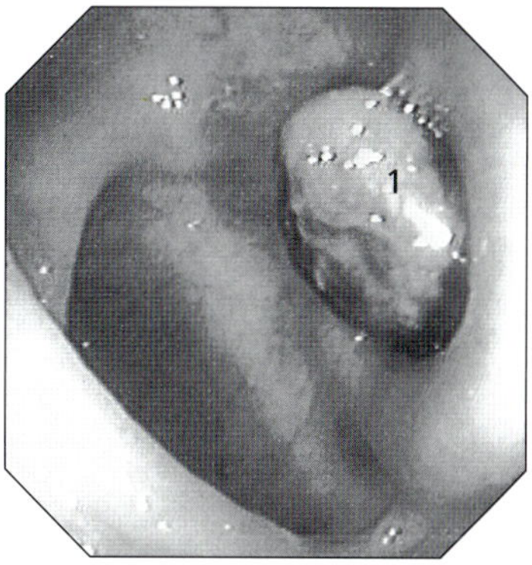

Abb.89:
1 Kotstein im Divertikelhals

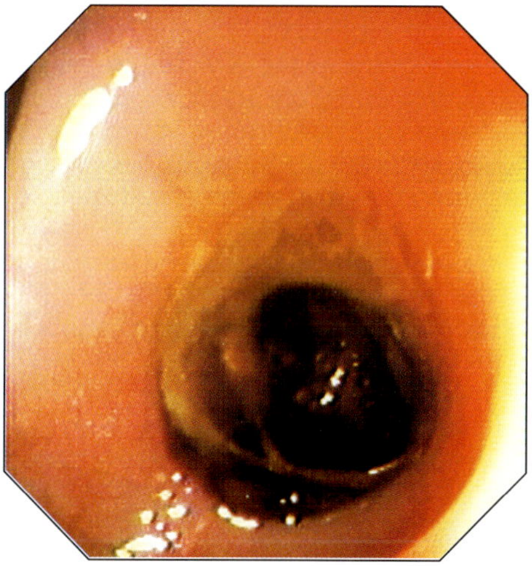

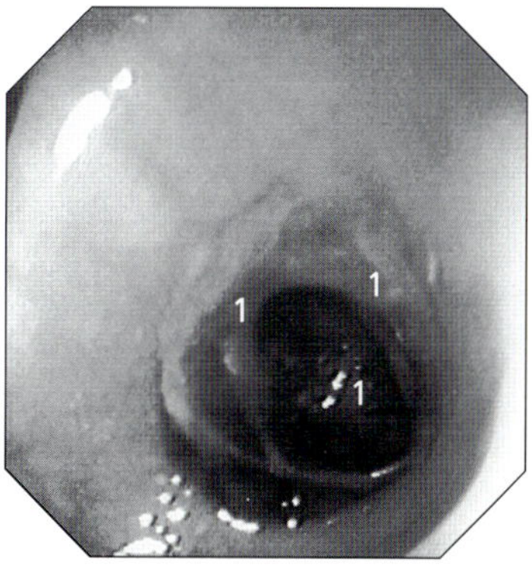

Abb. 90:
1 kotgefüllter Divertikelhals (Verwechslungsgefahr mit Darmlumen!)

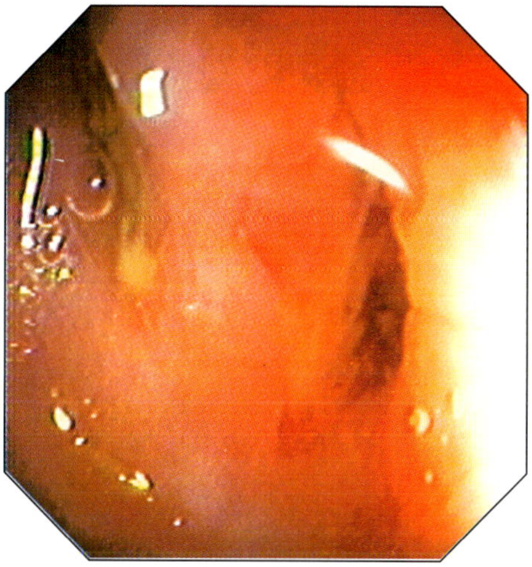

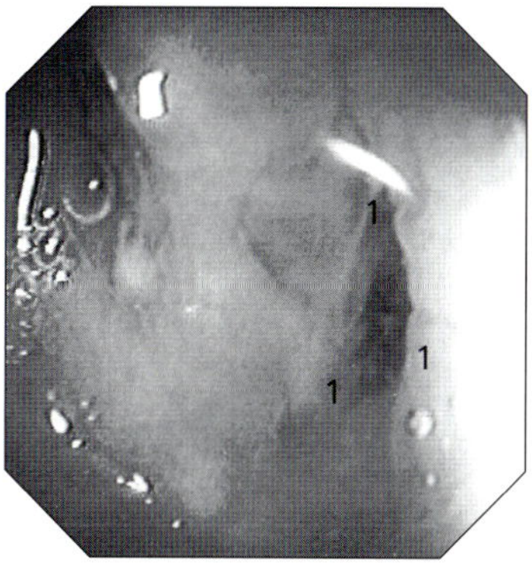

Abb. 91:
1 ödematös verquollener Divertikelhals, Hyperämie und Schleimhautschwellung der Umgebung bei Peridivertikulitis

Außenwand des Sigma oder Kolons ausbreitet, kann die Diagnosesicherung weder endoskopisch noch radiologisch eindeutig erfolgen. Die etwaigen Komplikationen bei fortgeschrittener Divertikulitis und Peridivertikulitis/Perikolitis können jedoch endoskopisch bzw. radiologisch dargestellt werden. Im Vordergrund stehen hierbei als Folgen der Peridivertikulitis Stenosebildungen, Fistelbildungen und Abszesse.

Therapeutisch muß das Vorgehen vom Ausmaß der Divertikulitis abhängig gemacht werden. In fortgeschritteneren Fällen ist eine stationäre Überwachung des Patienten mit parenteraler Ernährung ratsam. Eine antibiotische Therapie ist für ca. 10 bis 14 Tage - gelegentlich auch länger - erforderlich. Die Schmerzen des Patienten sollten durch Analgetika in Kombination mit Spasmolytika behandelt werden.

2. Entzündliche Erkrankungen des Kolons

Bei den entzündlichen Erkrankungen des Kolons nehmen die Colitis ulcerosa und der Morbus Crohn eine Sonderstellung ein. Sie werden unter dem Begriff der chronisch entzündlichen Darmerkrankungen zusammengefaßt. Bei beiden Erkrankungsformen handelt es sich im Hinblick auf die Anamnese, das klinische Erscheinungsbild, die endoskopischen Befunde, die histologischen Ergebnisse, die speziellen röntgenmorphologischen Veränderungen sowie die histologischen Besonderheiten und insbesondere auch unter Berücksichtigung des chronisch rezidivierenden Verlaufes um ausgesprochen komplexe Erkrankungsbilder. Unter spezieller Berücksichtigung des endoskopischen Erscheinungsbildes können hier nur einige spezielle Aspekte angesprochen werden.

Der **Morbus Crohn** ist vom endoskopischen und radiologischen Erscheinungsbild geprägt durch die diskontinuierliche Form der Schleimhautveränderungen. Für den Morbus Crohn ist eine Ileumbeteiligung typisch. Charakteristisch sind tiefe Schleimhauteinrisse, die Fissuren. Es besteht eine Neigung zur Fistelbildung. Histologisch handelt es sich um eine transmurale Entzündung, bei der sich im klassischen Fall Epitheloid- oder Riesenzell-Granulome nachweisen lassen (in ca. 60 bis 70 % der Fälle).

Vom endoskopischen Aspekt läßt sich die diskontinuierliche Ausbreitung mit segmentärem Darmbefall gut nachvollziehen. Im typischen Fall finden sich kleine, scharfbegrenzte Ulzera mit gerötetem Randsaum. Bei fortgeschrittenerem Verlauf sind diese aphthoiden Läsionen als konfluierende Ulzera in longitudinaler Ausrichtung zu erkennen. Das typische „Pflastersteinrelief" entsteht als Folge einer ödematösen Schleimhautschwellung zwischen den beschriebenen aphthoiden Ulzerationen. Weitere endoskopische Befunde sind Strikturen und Stenosen (vgl. Abb. 92-94).

Bei der **Colitis ulcerosa** handelt es sich ebenfalls um eine chronische oder chronisch-rezidivierende Entzündung der Kolonschleimhaut, wobei Ulzerationen und Blutungen im Vordergrund stehen. Im Gegensatz zu der diskontinuierlichen Ausbreitung beim Morbus Crohn ist die Colitis ulcerosa durch Entzündungsvorgänge der Kolonschleimhaut geprägt, die sich vom Rektum **kontinuierlich** auf das ganze Kolon ausbreiten können. Ein Übergreifen auf das terminale Ileum ist eher untypisch, aber als „Backwash-Ileitis" in ca. 15 % der Fälle zu beobachten.

Vom endoskopischen Aspekt ist die Colitis ulcerosa in der Akutphase geprägt durch ein ödematöses Erythem mit aufgehobener

Chronisch-entzündliche Darmerkrankung: Morbus Crohn

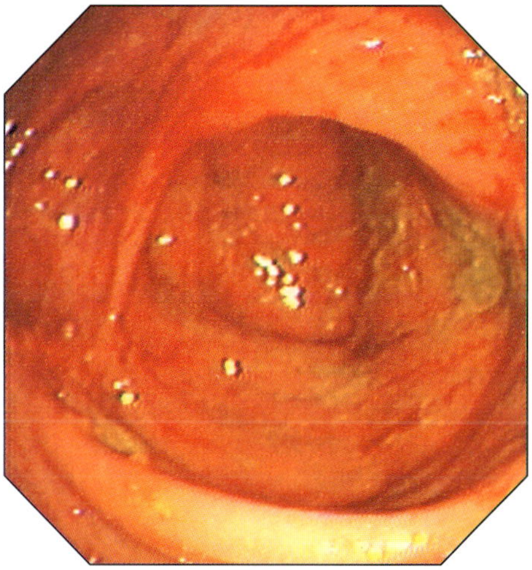

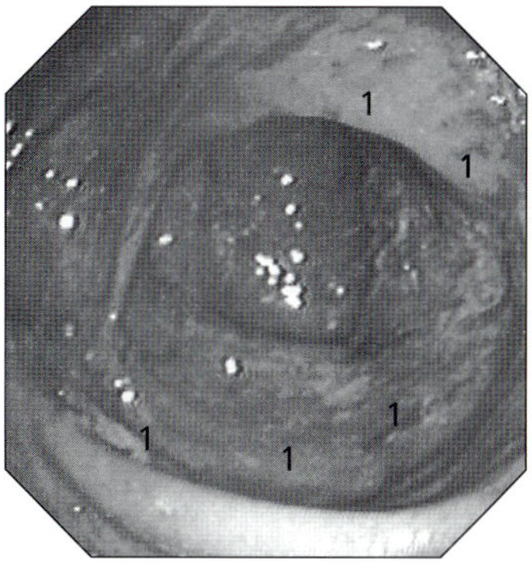

Abb. 92:
Morbus Crohn: florides Stadium
1 multiple kleine Nekrosen (Erosion/Ulzera)

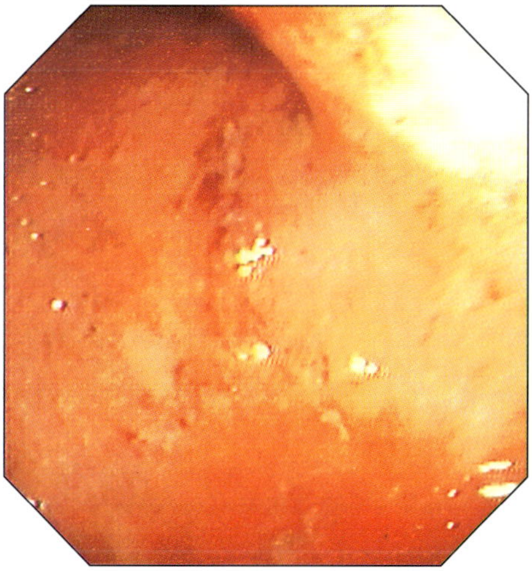

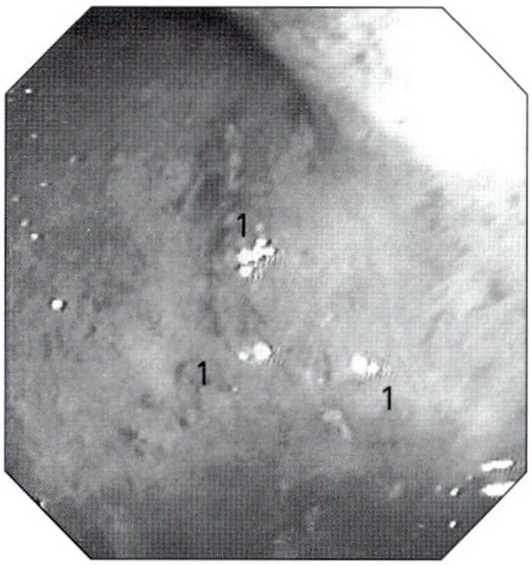

Abb. 93:
Morbus Crohn
1 oberflächliche Nekrosen mit rötlichem Randsaum

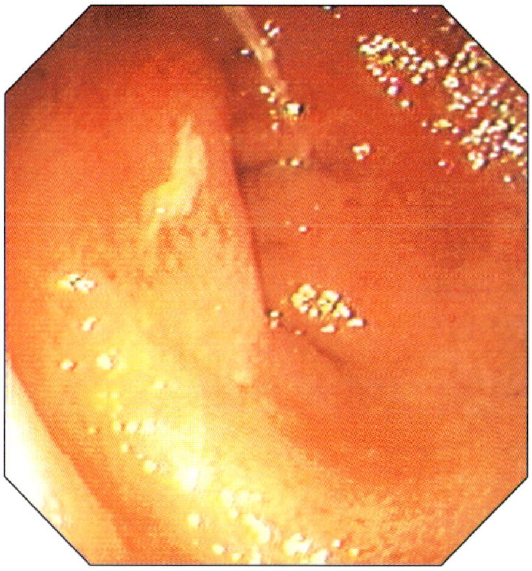

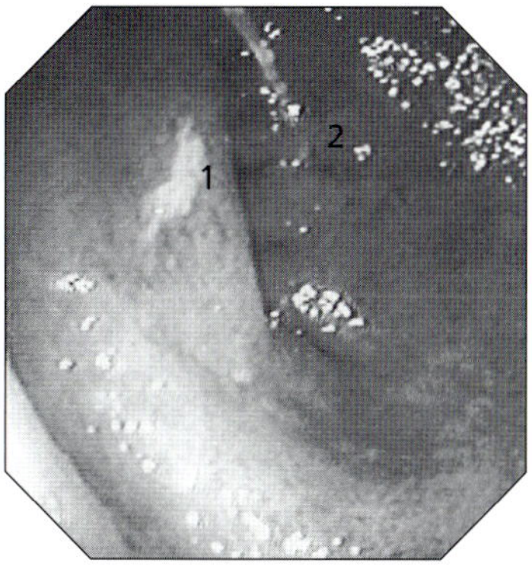

Abb. 94:
Morbus Crohn
1 längsgestellte Ulzeration
2 Stenosebildung

Gefäßzeichnung. Es findet sich eine erhöhte Vulnerabilität der Schleimhaut mit Spontan- und Kontaktblutungen. Die Schleimhaut zeigt eine „Granulierung", die ihr ein samtartiges Aussehen verleiht. Fibrinbeläge sind wie die Ulzera bereits in der Akutphase nachweisbar. Bei chronischem Verlauf stehen endoskopisch gesehen polypöse Strukturen im Vordergrund. Hierbei handelt es sich entweder um stehengebliebene Schleimhautinseln oder Granulationsgewebe. Diese „pseudopolypöse Umwandlung" der Schleimhaut kann durch Hunderte z. T. zentimeterlange, polypöse Strukturen geprägt sein. In fortgeschrittenen Phasen der Colitis ulcerosa führt ein zunehmender Verlust der Haustrierung zu einem insgesamt verkürzten Kolon von schlauchartigem Charakter („Fahrradschlauchphänomen"). Die histologischen Veränderungen bei der Colitis ulcerosa sind nicht pathognomonisch. Auch bei infektiösen Kolitiden kann histologisch ein ähnliches Bild entstehen. Im Gegensatz zum Morbus Crohn sind jedoch Kryptenabszesse eher häufig und typisch. Im Gegensatz zu den infektiösen Kolitiden reicht der entzündliche Befall der Krypten bei der Colitis ulcerosa mehr in die Tiefe bis zu den mittleren und basalen Kryptenanteilen (vgl. Abb. 95-97).

Die große Gruppe der **bakteriellen Enterokolitiden** führt zu einem vielgestaltigen endoskopischen Bild. Neben diffusen wolkenartigen Schleimhautrötungen mit diskontinuierlicher und inhomogener Verteilung werden auch fleckförmige erythematöse Schleimhautalterationen beobachtet. Bei einer Kolitis, hervorgerufen durch **Campylobacter jejuni**, findet sich eine uncharakteristische, diskontinuierliche, vermehrte Schleimhautrötung mit oft aufgehobener Gefäßzeichnung (Abb. 98). Infektionen mit Campylobacter und **Yersinien** sind bezüglich der Häufigkeit und der klinischen Bedeutung in den letzten Jahren deutlich in den Vordergrund getreten (Abb. 99). Bei der **Salmonellenenterokolitis** stehen bei schwerer Verlaufsform konfluierende Ulzera mit ödematösem Randsaum und Blutungsneigung im Vordergrund. Die seltene Kolitis bei **Darmtuberkulose** zeigt endoskopisch das Bild von transversal angeordneten Ulzera, die zu anularen Stenosen führen können.

Bei blutig-schleimigen Durchfällen mit aphthoiden Ulzerationen muß auch an einen parasitären Befall des Kolons durch **Amöben** gedacht werden. Hierbei können durch konfluierende Ulzerationen Bilder mit flächenhaften Nekrosen zur Darstellung kommen.

Neben den chronisch-entzündlichen Darmerkrankungen wie Morbus Crohn und Colitis ulcerosa und den infektiös bedingten Enterokolitiden sind weitere Sonderformen von klinischer Bedeutung:

Bei der **ischämischen Kolitis** kommt es als Folge einer primär bestehenden Durchblutungsstörung einzelner Darmabschnitte zu einer konsekutiven Entzündung der Darmschleimhaut, die erst sekundär durch eine bakterielle Besiedlung hervorgerufen wird.

Als Folge einer Strahlentherapie bei intraabdominellen/intrapelvinen oder retroperitonealen Tumoren manifestiert sich ein etwaiger Strahlenschaden meist im Bereich von Rektum und Kolon. Bei der akuten **Strahlenkolitis** ist der endoskopische Aspekt mit dem bei Colitis ulcerosa vergleichbar. Neben erhöhter Vulnerabilität, Schleimhautödem und samtartiger Struktur der Schleimhaut können auch radiogene Ulzerationen auftreten (Abb. 100). Die Schleimhautveränderungen bei Strahlenkolitis, die sich erst später manifestieren, sind Folgen eines Strahlenschadens im Bereich der Gefäßversorgung der Schleimhaut. Entsprechend ähneln die Schleimhautalterationen denen bei ischämischer Kolitis.

Entzündliche Darmerkrankungen: Colitis ulcerosa

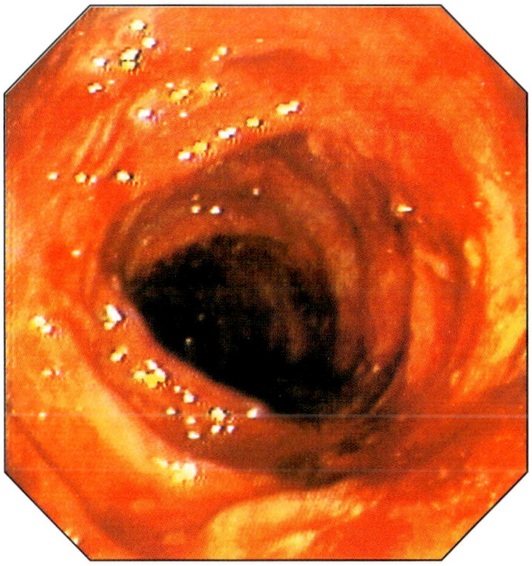

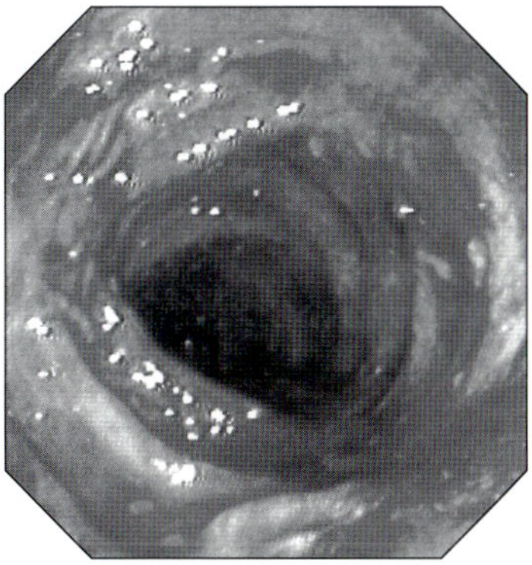

Abb. 95:
Hochakutes Stadium der Colitis ulcerosa: ausgeprägte Blutungsneigung, Blutauflagerungen auf der Mukosa

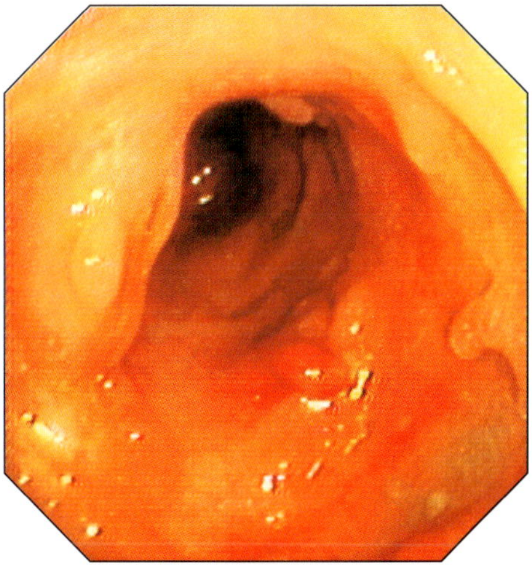

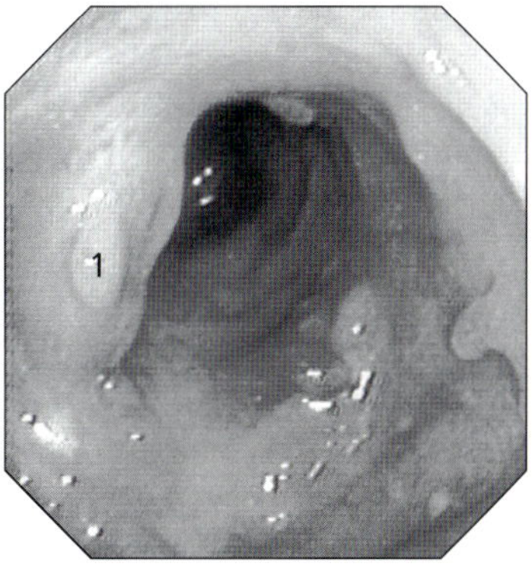

Abb. 96:
Colitis ulcerosa, chron. Stadium: verstrichene Haustrierung
1 entzündliche Pseudopolypen

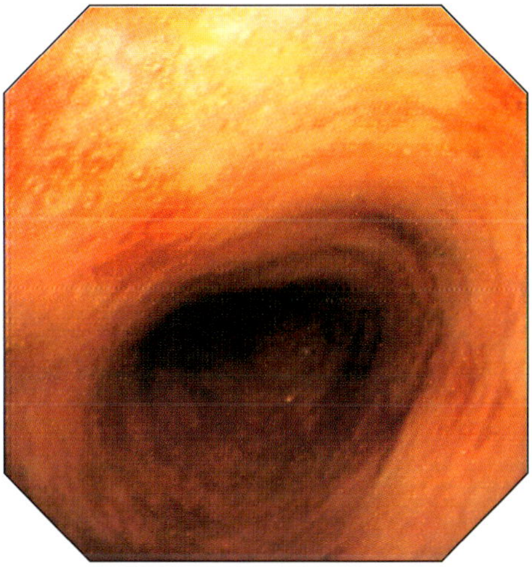

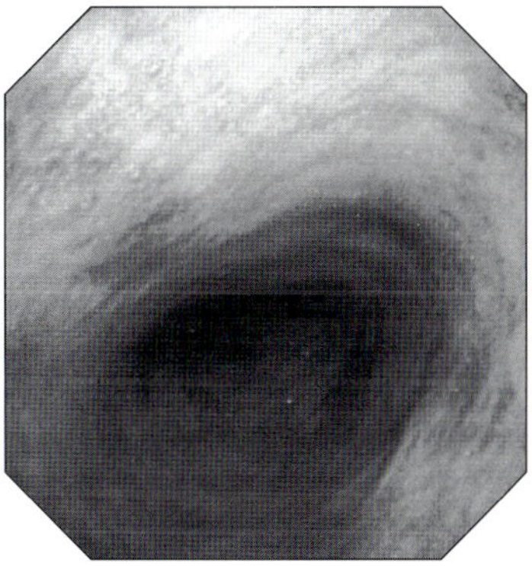

Abb. 97:
Colitis ulcerosa, chron. Stadium: rarefiziertes Gefäßbild, fehlende Haustrierung (Fahrradschlauchphänomen)

Kolitis: Campylobacter jejuni, Yersinien, radiogen

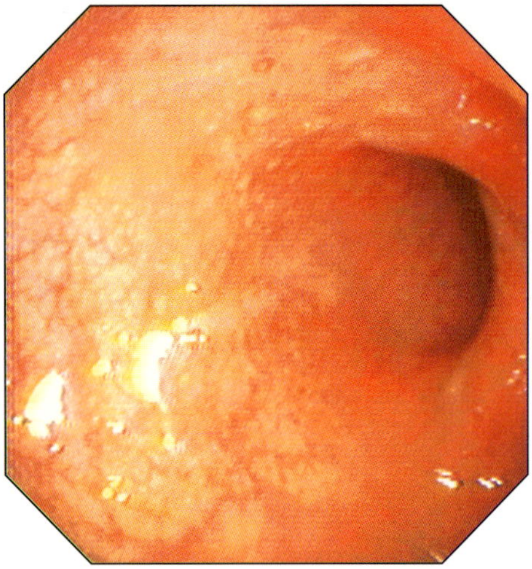

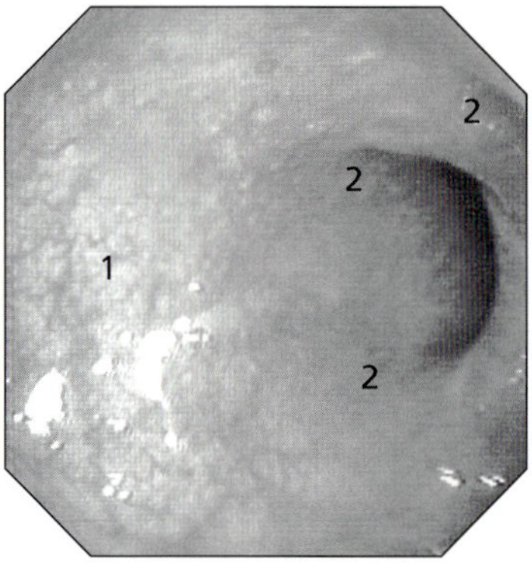

Abb. 98:
Kolitis bei Campylobacter jejuni-Infektion
1 fast aufgehobene Gefäßzeichnung
2 wolkige Schleimhautrötung

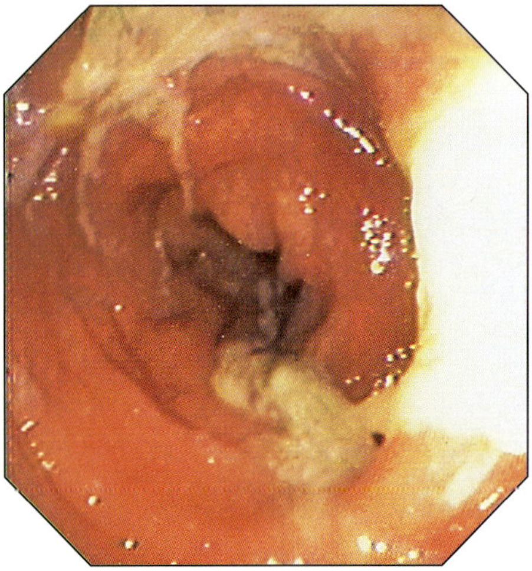

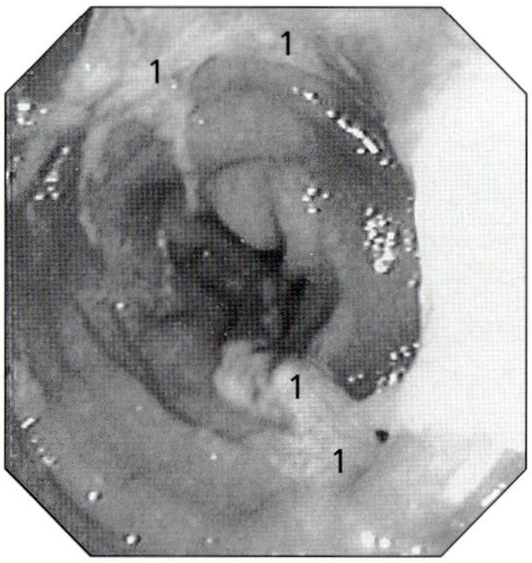

Abb. 99:
1 flächige, teils konfluierende Nekrosen bei Yersinien-Enterokolitis

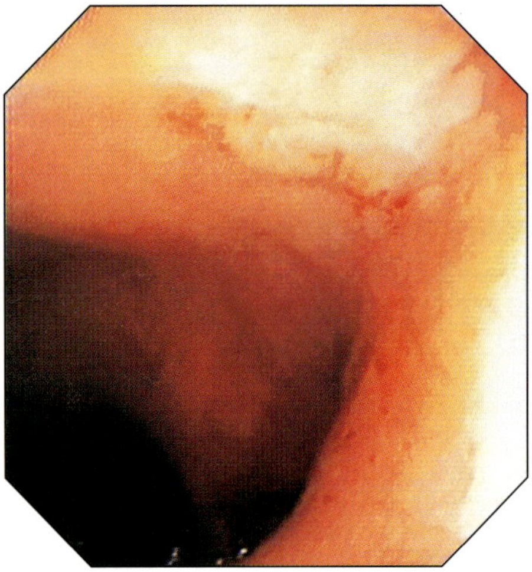

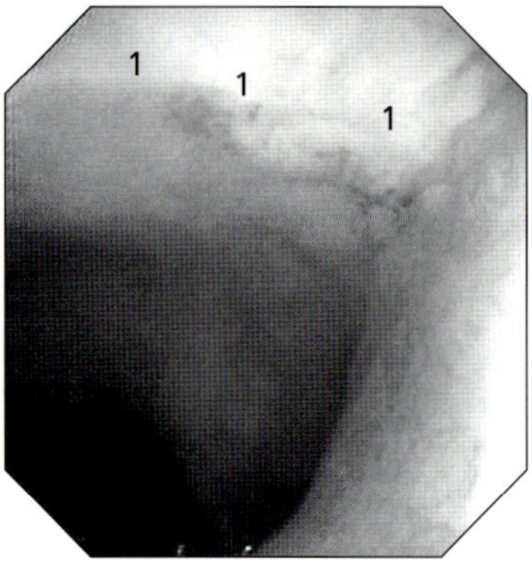

Abb. 100:
Radiogene Kolitis
1 unregelmäßig begrenzte Nekrose, erythematöser Randsaum

Aus der Reihe der medikamentös induzierten Kolitiden soll die **antibiotika-assoziierte Kolitis** (pseudomembranöse Kolitis) hervorgehoben werden. Klinisch steht eine wässrige (auch blutige) Diarrhoe begleitet von abdominellen Krämpfen im Vordergrund. Bemerkenswerterweise kann eine antibiotika-assoziierte Kolitis bereits zwei Tage nach Beginn der Therapie entstehen.

Endoskopisch zeigt sich das typische Bild der **pseudomembranösen Kolitis,** geprägt durch weißlich-gelbliche multiple Plaques, die oft auf das gesamte Kolon verteilt sind. Nach Ablösen der Pseudomembranen kommen endoskopisch Ulzerationen mit Nekrosenbildung zur Darstellung. Die Pseudomembranen bestehen histologisch gesehen aus Fibrin, Schleimbeimengungen, Zelldetritus und Entzündungszellen. Bei der pseudomembranösen Kolitis besteht ein pathogenetischer Zusammenhang mit dem Auftreten von **Clostridium difficile.**

Finden sich bei der endoskopischen Untersuchung des Kolons trotz glaubhafter klinischer Symptomatik mit chronischer und wässriger Diarrhoe keine oder nur minimale unspezifische Veränderungen der Darmschleimhaut, sollte an die seltene **kollagene Kolitis** gedacht werden. Bei spezieller histologischer Aufarbeitung von Biopsien findet sich hierbei eine subepitheliale Kollagenanreicherung. Es wird angenommen, daß diese Kollagenablagerungen zu einer Störung der Elektrolytabsorption mit konsekutiver Diarrhoe führen.

3. Kolonkarzinom

Kolonkarzinome gehören insgesamt zu den häufigsten malignen Erkrankungen überhaupt. Histologisch handelt es sich hierbei ganz überwiegend um Adenokarzinome. Kolonkarzinome können sich aus adenomatösen Polypen und anderen Kolonerkrankungen mit erhöhtem Karzinomrisiko entwickeln. Die Hauptlokalisation der Kolonkarzinome liegt eindeutig im rektosigmoidalen Abschnitt. So entfallen auf das Rektum etwa 40 %, auf das Sigma etwa 20 % der Gesamthäufigkeit. Aufgrund der Häufigkeit und des Verteilungsmusters wurde die Forderung aufgestellt, daß jeder Patient über 50 Jahre im Rahmen einer Vorsorgeuntersuchung zumindest auch rektosigmoidoskopiert werden soll. Ausgehend von der heute wohl allgemein akzeptierten Auffassung der „Adenom-Karzinom-Sequenz-Theorie" sollte im Rahmen der Krebsprävention die karzinomatöse Entartung maligner Läsionen durch rechtzeitige Entfernung verhindert werden. Die Wahrscheinlichkeit, daß ein Adenom in ein Karzinom übergeht, wird nach bisherigen Untersuchungen im wesentlichen von den Faktoren Größe, Adenomtyp und Wuchsform beeinflußt. Zusammenfassend läßt sich feststellen, daß eine karzinomatöse Entartung eines Adenoms um so wahrscheinlicher ist, je größer das Adenom ist, je mehr villöse Strukturen es enthält und je breitbasiger es der Darmwand aufsitzt. Polypen von mehr als 5 mm Durchmesser sollten abgetragen und bezüglich der Dignität histologisch exakt eingeordnet werden. Unterhalb dieser Größenordnung liegt die Wahrscheinlichkeit einer karzinomatösen Entartung im Promillebereich. Im Gegensatz zu reinen Vorsorgeuntersuchungen ist beim geringsten Verdacht auf einen malignen Kolonprozeß eine **komplette** Koloskopie erforderlich, da mehr als 20 bis 30 % aller Kolonkarzinome in den proximalen Abschnitten zu finden sind.

Die **Hauptaufgabe** der **Endoskopie** ist die histologische Sicherung der Diagnose. Zusätzlich ist im Hinblick auf ein etwaiges

Kolonkarzinom

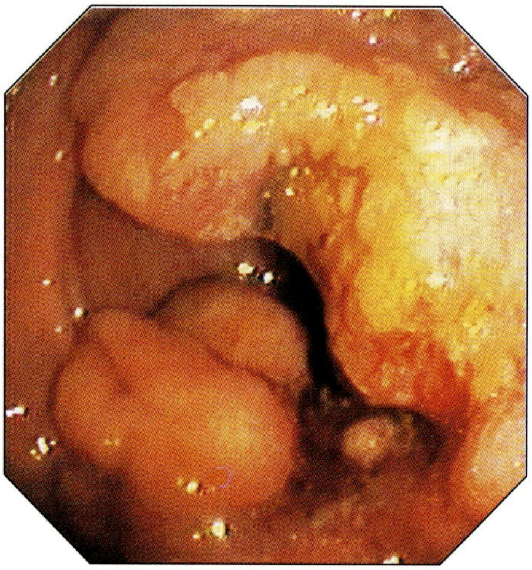

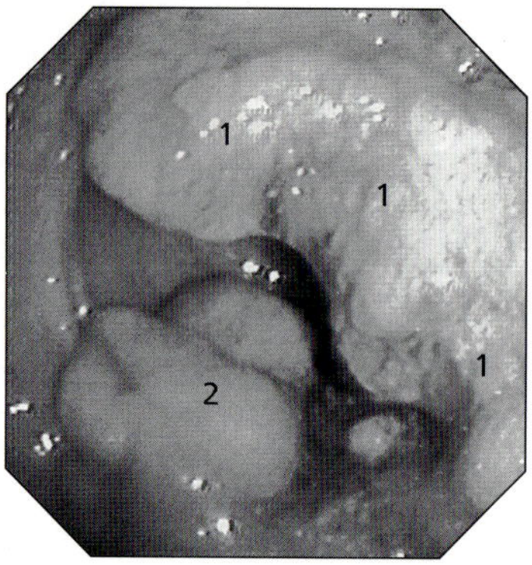

Abb. 101:
1 exophytisch-wachsender, exulzerierender, semizirkulär ausgebreiteter Tumor
2 polypöse Tumorformation

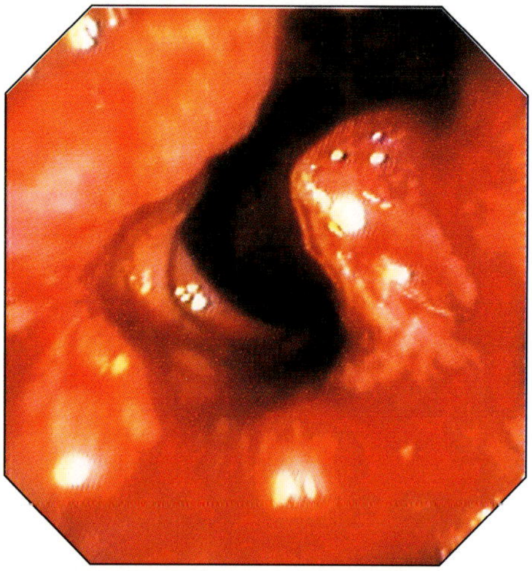

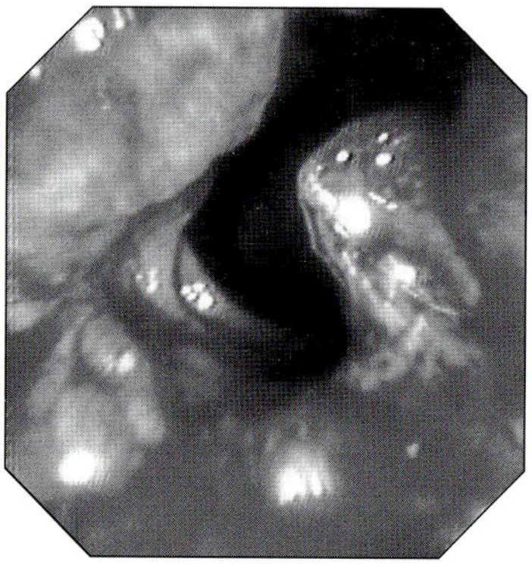

Abb. 102:
Exulzerierendes, exophytisch-wachsendes Rektumkarzinom mit spontaner oberflächlicher Blutung

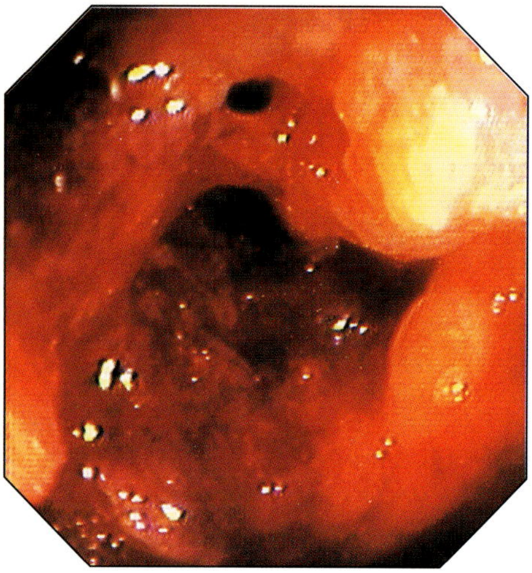

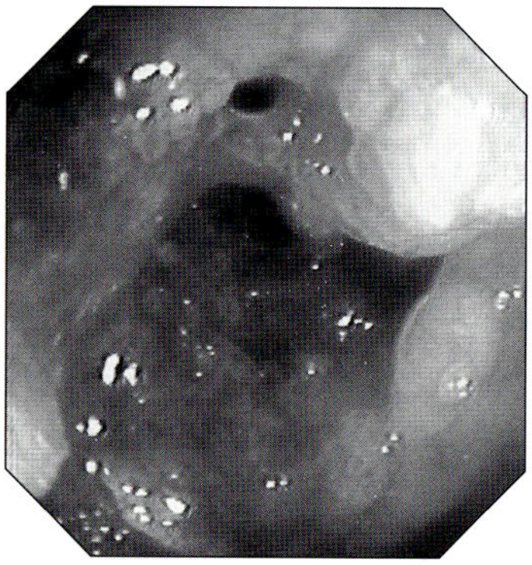

Abb. 103:
Zirkulär-wachsendes, exulzerierendes, stenosierendes Rektumkarzinom, spontan blutend

operatives Vorgehen eine möglichst genaue Tumorlokalisation vorzunehmen. Da Zentimeterangaben eine viel zu große Varianz aufweisen, sollten die einzelnen Kolonsegmente benannt werden. Wichtig ist darüber hinaus eine möglichst genaue Angabe zur Tumorausdehnung. Auch Angaben zur Wuchsform des Tumors sind wichtig. Hierbei zeigen die polypösen Tumoren die beste Prognose, da sie die Darmwand am wenigsten infiltrieren. Der häufigste endoskopische Aspekt bei Adenokarzinomen ist die ulzerierende Veränderung. Aufgrund der relativen Symptomarmut finden sich im Kolon häufig auch bereits fortgeschrittene Tumorstadien mit exophytisch-ulzeröser Manifestation, zum Teil mit bereits erheblicher Stenosebildung (Abb. 101-103).

4. Kolonpolypen

Generell können Veränderungen der Mukosa von submukösen Alterationen unterschieden werden. Häufiger sind die polypösen Veränderungen der Mukosa. Hierbei werden nach der Dignität neoplastische von nicht neoplastischen Polypen unterschieden. Die Gruppe der neoplastischen Polypen beinhaltet im wesentlichen die **Adenome** mit unterschiedlichem histologischem Aufbau. So werden tubuläre von tubulo-villösen und villösen Adenomen unterschieden. Die Gruppe dieser neoplastischen Polypen wird vervollständigt durch bereits bestehende **karzinomatöse** polypöse Strukturen (Carcinoma in situ/invasives Karzinom) (Abb. 104-109).

Bei den nicht-neoplastischen Polypen stehen die Hamartome (Peutz-Jeghers-Polypen/juvenile Polypen) sowie die hyerplastischen Polypen und die entzündlichen Pseudopolypen im Vordergrund. Als weitere Gruppe innerhalb der mukosalen Läsionen lassen sich die Karzinoide abgrenzen.

Submukosale polypöse Läsionen entstehen durch Hämangiome, Lymphangiome, Lipome, lymphoide Polypen, die Pneumatosis cystoides, Leiomyome und seltenere Formen.

5. Endoskopische Polypektomie

Auf die Prinzipien der technischen Ausstattung und die physikalischen Voraussetzungen der Elektrochirurgie wurde bereits eingegangen. Aufgrund des malignen Entartungsrisikos sollte - wie bereits angesprochen - jede polypöse Struktur im Kolon einer histologischen Prüfung der Dignität unterzogen werden. Bei kleinen polypösen Veränderungen ist dies mittels PE-Zange oder der „Hot-Biopsy-Technik" möglich. Hierbei werden die Vorteile der Koagulation mit der gleichzeitig ermöglichten Gewinnung einer verwertbaren Gewebsprobe kombiniert. Sind Biopsien bei kleinen Polypen nicht erforderlich, können diese Strukturen mittels Knopfelektrode oder Laserkoagulation verkocht werden.

Für größere oder breitbasige Polypen steht die Methode der **Schlingenpolypektomie** zur Verfügung. Da die meisten Kolonpolypen einen Stiel mit unauffälligem, nicht alteriertem Gewebe enthalten, kann bei dieser Polypenform die Schlinge relativ problemlos unterhalb des „Polypenkopfes" und oberhalb des normalen Schleimhautniveaus gefaßt werden. Bei taillierten Polypenstielen sollte die Stelle des geringsten Durchmessers gewählt werden. Nach vorsichtigem Zuziehen der Polypektomieschlinge wird durch Hin- und Herbewegen sichergestellt, daß mit der Polypektomieschlinge keine Anteile der Dickdarmwand miterfaßt wurden. Durch Anheben des so gefaßten Polypen in Richtung Lumen wird vermieden, daß

Kolonpolypen

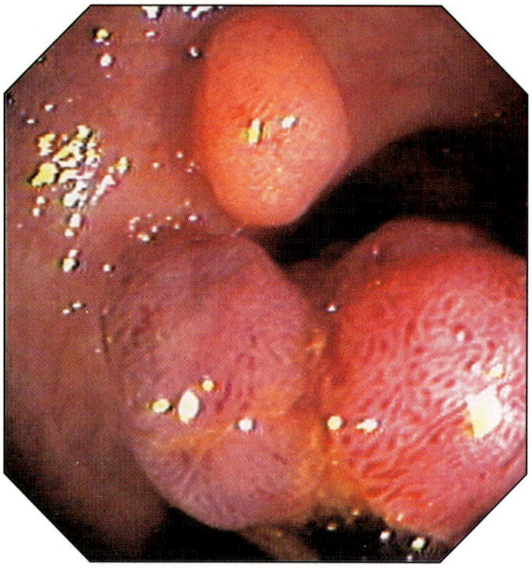

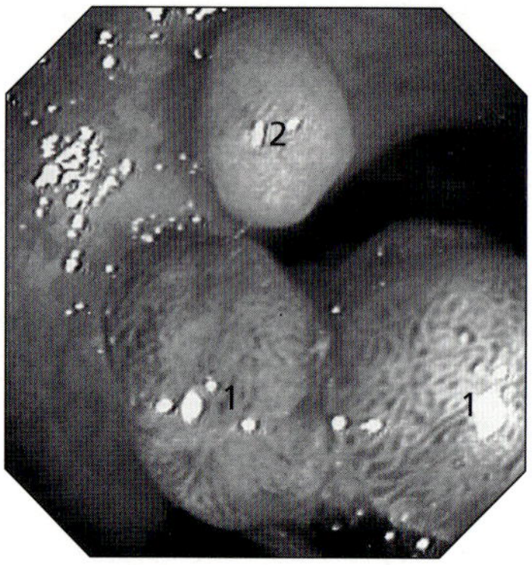

Abb. 104:
1 großer Sigmapolyp: tubulo-villöses Adenom
2 kleinerer gestielter Polyp: tubuläres Adenom

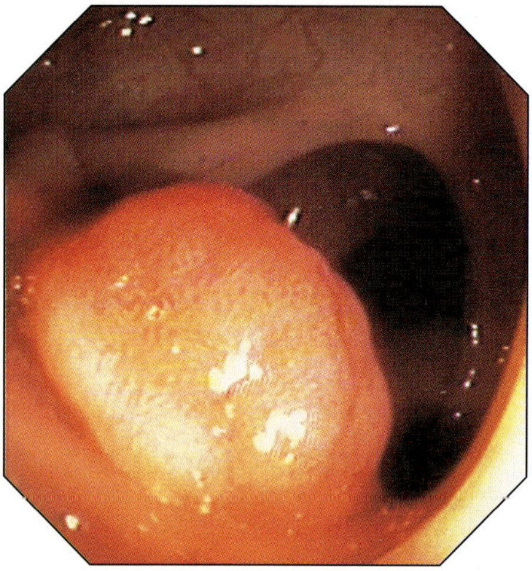

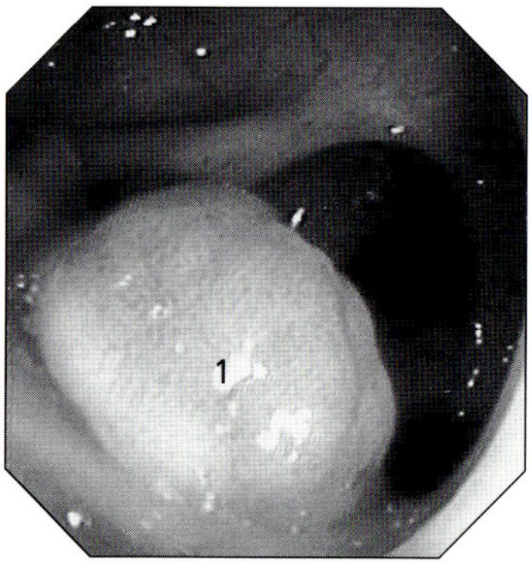

Abb. 105:
1 sessiler Sigmapolyp (tubulo-villöses Adenom, mittelgradige Epitheldysplasien)

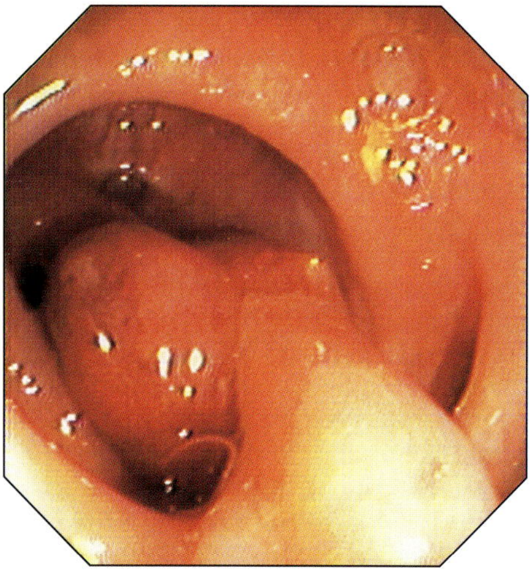

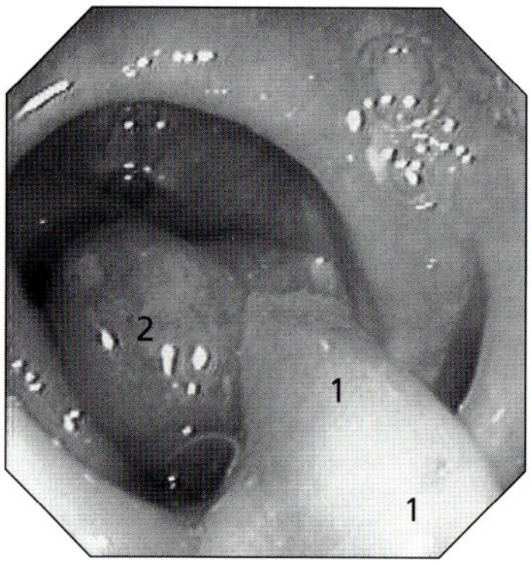

Abb. 106:
Großer, gestielter Polyp
1 Stiel, ca. 1 cm dick
2 Polypenkopf, tubuläres Adenom

Kolonpolypen

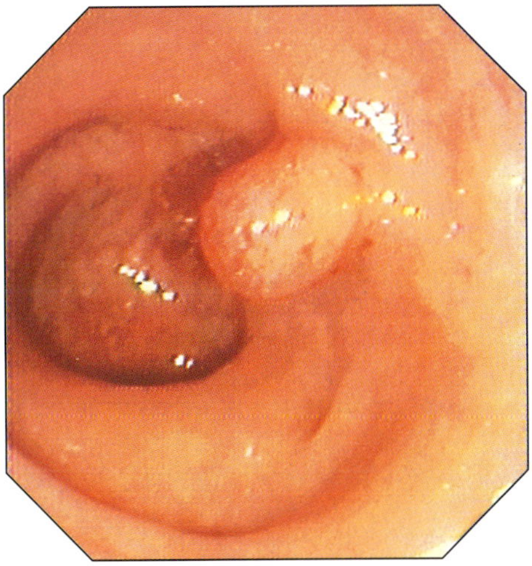

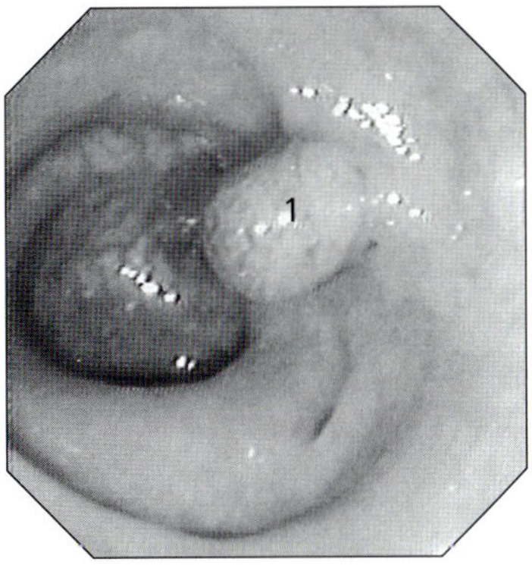

Abb. 107:
1 kleiner sessiler Sigmapolyp, tubuläres Adenom

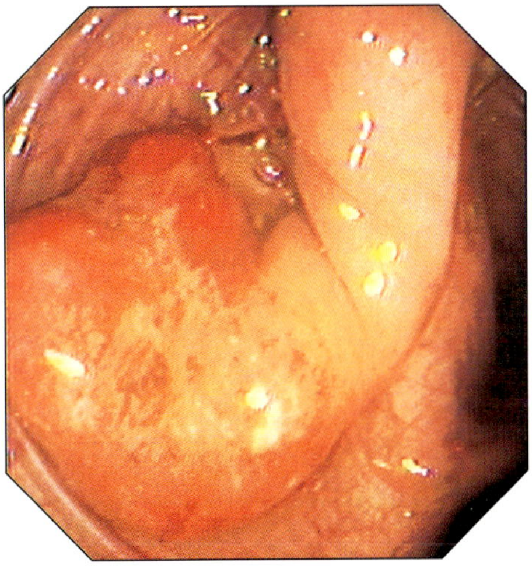

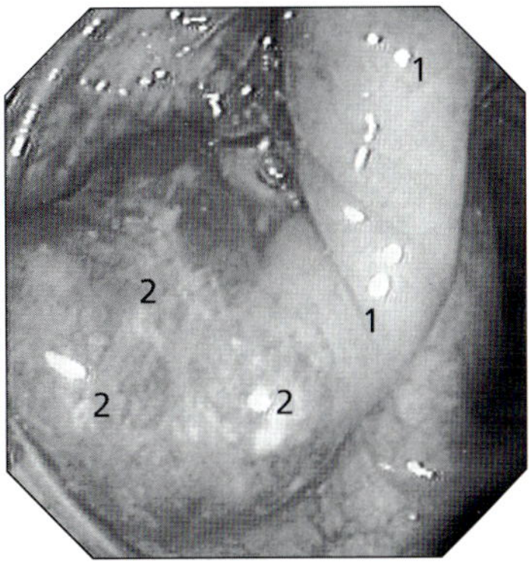

Abb. 108: Stielgedrehter Sigmapolyp
1 gedrehter Stiel
2 Polypenkopf, tubuläres Adenom, mittelgradige Epitheldysplasien

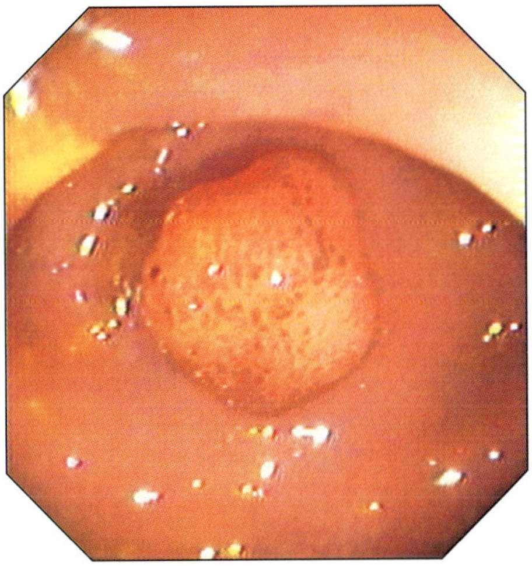

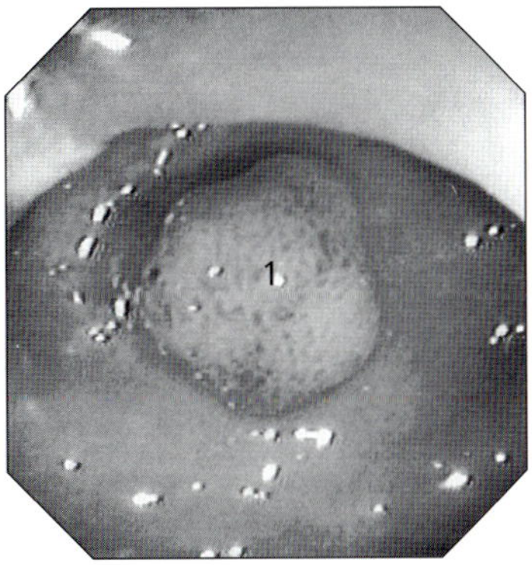

Abb. 109:
1 kurzgestielter Sigmapolyp, tubulo-villöses Adenom, mittelgradige Epitheldysplasien

Polypenanteile an anderer Stelle der Darmwand aufliegen, was einerseits eine effektive lokale Stromkonzentration verhindert und andererseits zu Gewebsschädigungen im Bereich der ungewollten Kontaktstelle führen kann. Die Hauptgefahr bei der Polypektomie gestielter Polypen stellt die Blutung aus dem Polypenstiel dar. Außer durch einen korrekten Sitz der Polypektomieschlinge mit ausreichender Taillierung des Polypenstiels wird die effektive Blutstillung bei der Polypektomie durch einen ausreichend hohen Anteil von **„Koagulationsstrom"** erreicht. Wie bereits bei den physikalischen Voraussetzungen der elektrochirurgischen Therapie beschrieben, kann durch den Anteil des Koagulationsstromes die Tiefe der beabsichtigten Gewebeverkochung gesteuert werden. Ein zu hoher Anteil von **„Schneidestrom"**, der nur die direkt anliegenden Gewebsbestandteile vaporisiert, wird aufgrund des fehlenden thermischen Effektes in der Tiefe des Polypenstiels die Gefahr unmittelbarer oder späterer Nachblutungen erhöhen. Eine ausreichende Hitzeentwicklung erkennt man am schnell eintretenden lokalen Weißwerden der Schleimhaut bei gleichzeitigem ödematösem Aufquellen im Bereich der Diathermieschlinge. Je nach Polypenform und -größe sind unterschiedliche Kombinationen der gewählten Stromart, der Stromstärke und der Applikationszeit erforderlich. Die häufigsten vermeidbaren Komplikationen entstehen durch ungeduldiges Vorgehen oder zu forciertes Zusammenziehen der Schlinge vor dem Zustandekommen einer ausreichenden Koagulation.

Mit dem beschriebenen Verfahren ist die Abtragung von gestielten Poylpen bis zu einem Stieldurchmesser von ca. 1 cm in der Regel problemlos möglich. Bei höherem Stieldurchmesser kann durch zusätzliche Maßnahmen, wie Verwendung spezieller Schlingen, Anwendung höherer Stromstärke, ggf. in Verbindung mit ergänzenden Methoden wie Infiltration gefäßkonstringierender Lösungen oder Anwendung der Cliptechnik, dennoch eine endoskopische Polypabtragung erreicht werden. Sowohl bei einem Stieldurchmesser von mehr als 1 cm als auch bei Abtragung von breitbasig aufsitzenden Polypen und der schrittweisen Abtragung eines größeren Polypenkopfes muß von einem erhöhten Risiko hinsichtlich Blutung oder Perforation ausgegangen werden. Daher ist eine auf den jeweiligen Einzelfall abgestimmte **Zusammenarbeit** mit einem endoskopischen Zentrum, das über **stationäre** Nachsorge- und Behandlungsmöglichkeiten verfügt, erforderlich (Abb. 110-115).

Das Blutungsrisiko liegt nach Polypektomie bei ca. 2 %. Das Risiko einer Perforation nach Schlingenpolypektomie ist plausiblerweise bei sessilen Polypen am größten. Bei entsprechender Ausstattung und entsprechender Polypektomietechnik ist das Perforationsrisiko jedoch mit 0,3 % kaum größer als bei der normalen diagnostischen Koloskopie. Auf die besondere Bedeutung der Aufklärung des Patienten, auch über das adäquate Verhalten nach der Polypektomie und bei Auftreten etwaiger Komplikationen, wurde bereits hingewiesen.

Zusammengefaßt stellt die endoskopische Polypektomie die komplikationsarme Methode der Wahl zur Therapie kolorektaler Polypen dar, wobei die Letalität erheblich unter derjenigen einer Laparotomie mit Polypektomie liegt. Bei sehr großen oder sessilen Polypen mit breiter Ausdehnung sollte einer chirurgischen Intervention der Vorzug gegeben werden.

Endoskopische Polypektomie

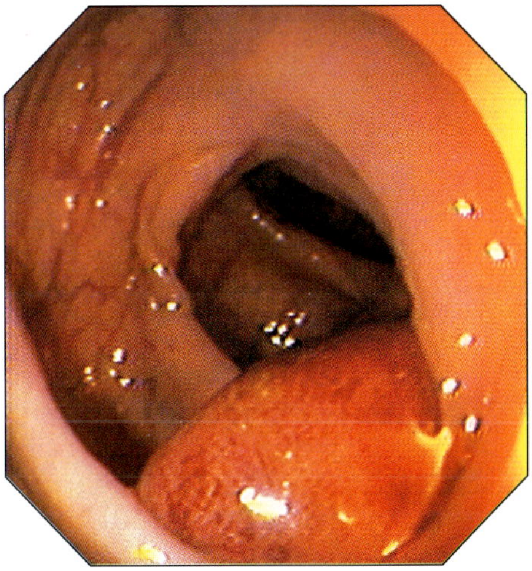

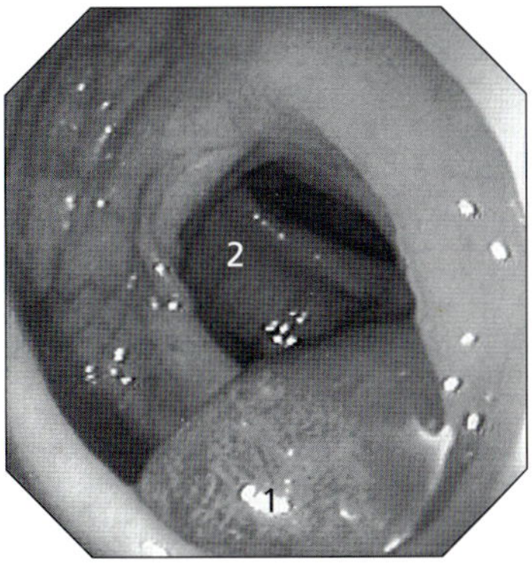

Abb. 110:
1 kurzgestielter Polyp
2 Darmlumen

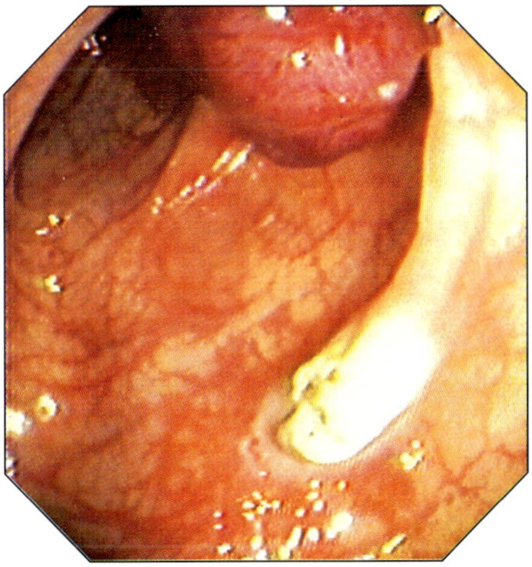

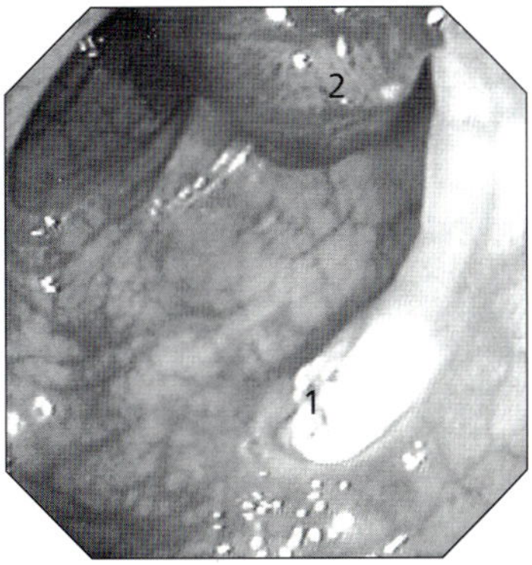

Abb. 111:
1 Abtragungsstelle
2 abgetragener Polyp

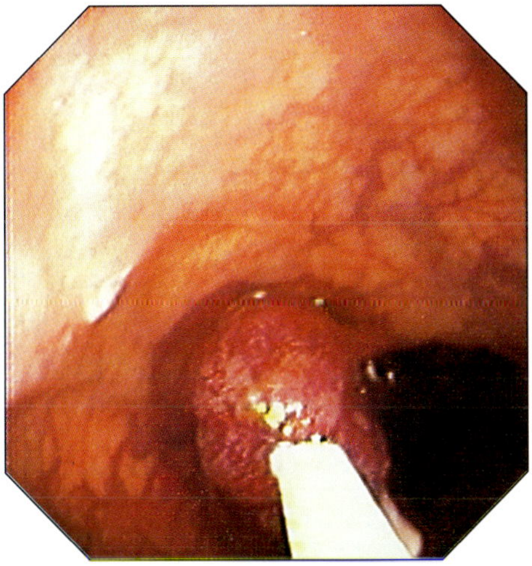

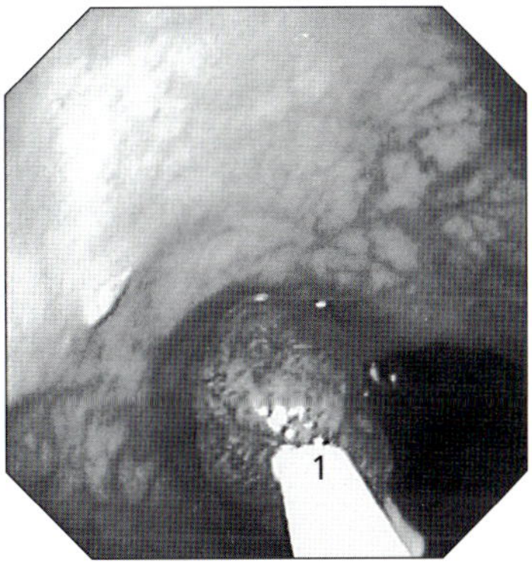

Abb. 112:
1 Bergung des Polypen in der Polypektomie-schlinge

Endoskopische Polypektomie

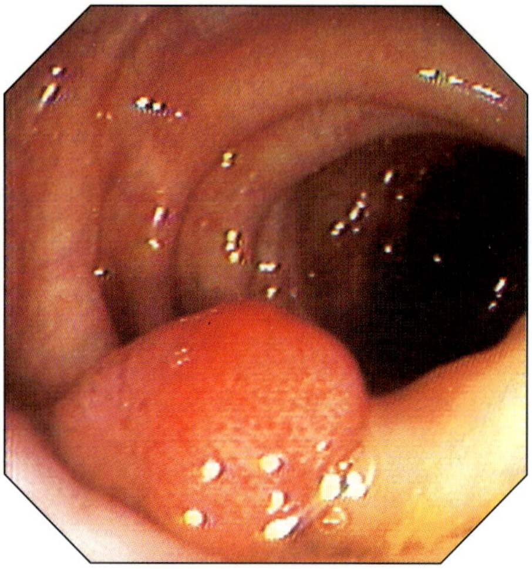

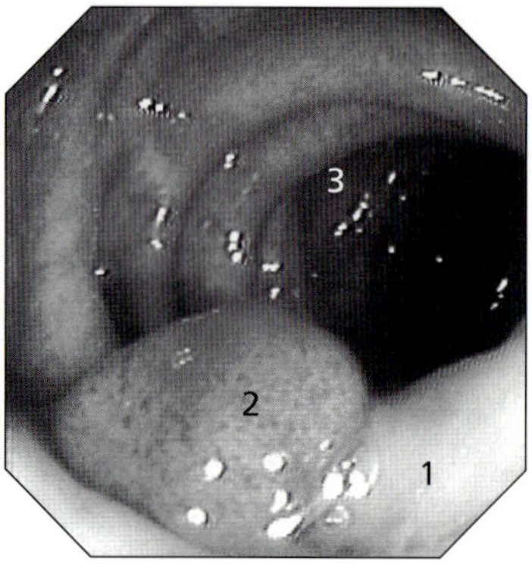

Abb. 113:
1 dicker Polypenstiel
2 Polypenkopf
3 Darmlumen

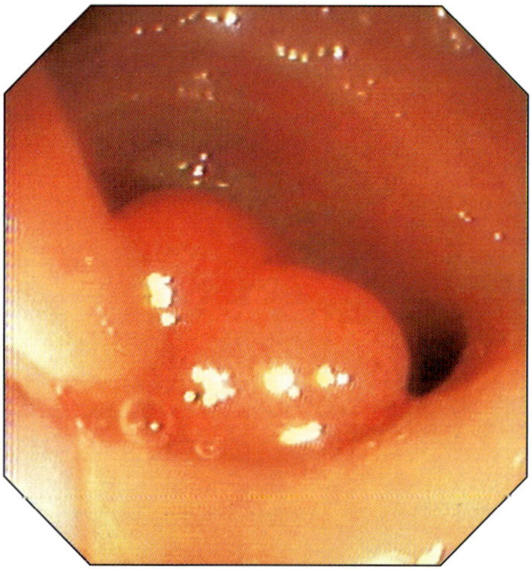

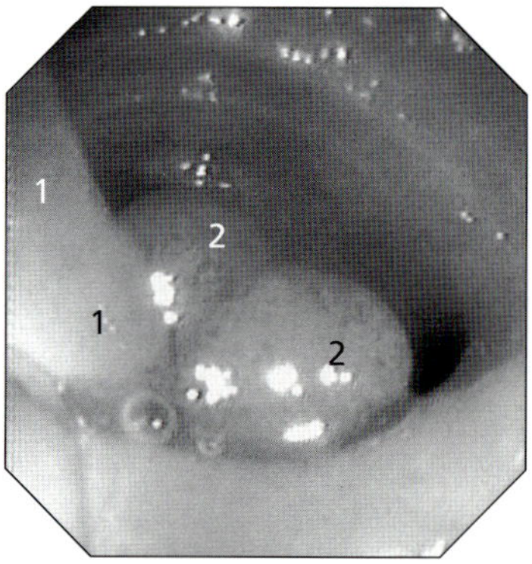

Abb. 114:
1 Polypenstiel
2 Polypenkopf (gleicher Polyp wie Abb. 113)

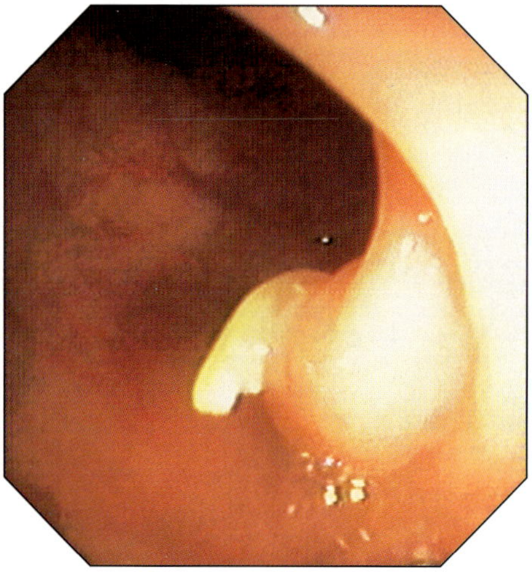

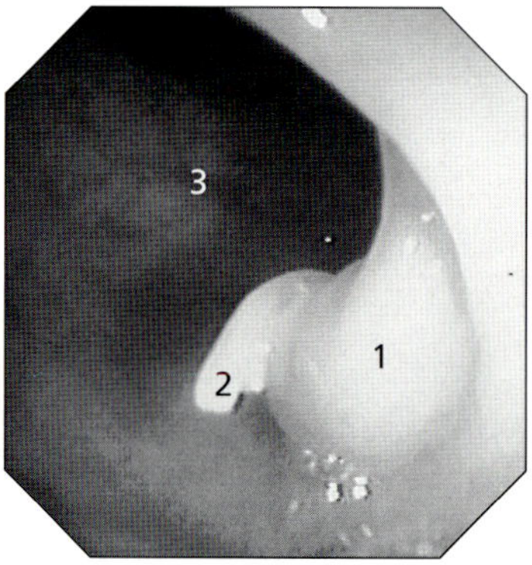

Abb. 115:
1 Polypenstiel
2 Abtragungsstelle
3 Darmlumen

Melanosis coli / Angiodysplasien

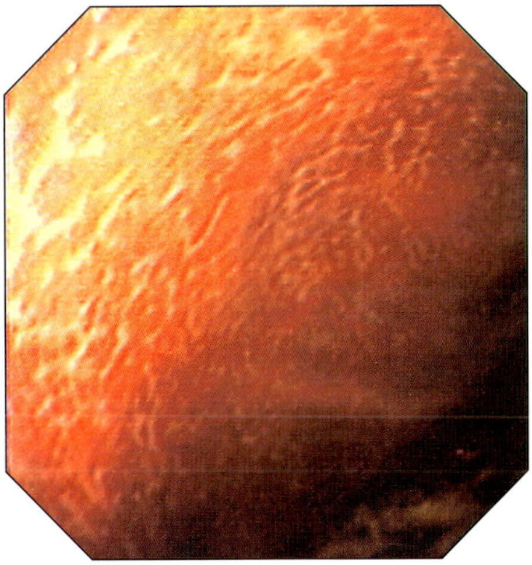

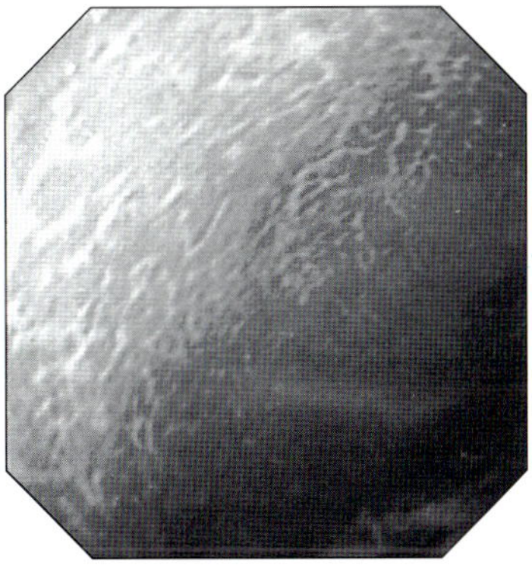

Abb. 116:
Melanosis coli: bräunliche Pigmenteinlagerungen bei Zustand nach Laxanzienabusus

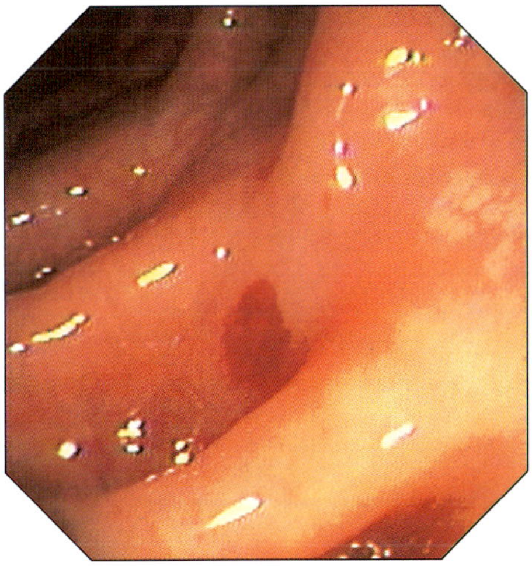

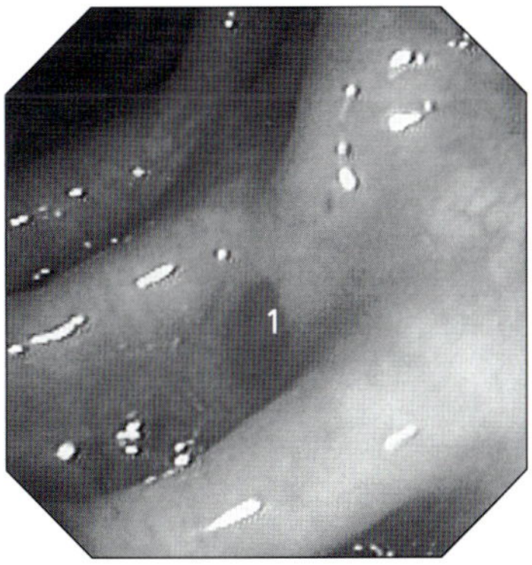

Abb. 117:
1 rundlich-fleckige Angiodysplasie, Zustand nach akuter Blutung

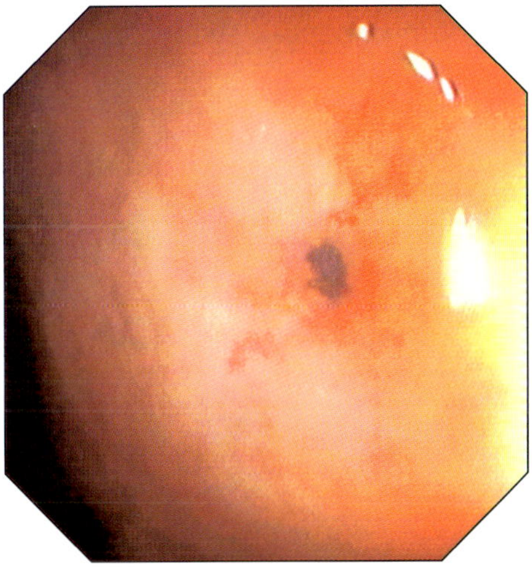

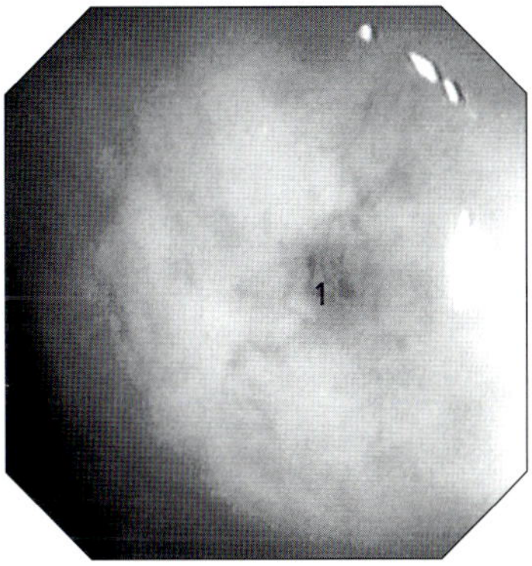

Abb. 118:
1 Angiodysplasie im Rektum

6. Melanosis coli

Die Melanosis coli findet sich im gesamten Bereich des Kolon. Hauptlokalisation ist jedoch das Rektum. Vom endoskopischen Aspekt her ist die Melanosis coli geprägt durch eine bräunliche bis schwärzlichbräunliche Verfärbung der Schleimhaut. Durch die inhomogene Pigmentverteilung entstehen charakteristische Felderungen, typischerweise sind Lymphfollikel, aber auch Adenome von der melanotischen Färbung verschont. Die Melanosis coli entsteht bei mißbräuchlicher Einnahme von anthrazenhaltigen Abführmitteln über längere Zeit. Der Melanosis coli selbst wird keine prognostische Bedeutung beigemessen, wenngleich bei Patienten mit einem kolorektalen Karzinom ein gehäuftes Auftreten der Melanosis beobachtet wurde (Abb. 116).

7. Angiodysplasien

Die Angiodysplasien gehören zu der Gruppe der arteriovenösen Mißbildungen. Kapilläre und kavernöse Hämangiome und neoplastische Gefäßprozesse benigner und maligner Art müssen von den Angiodysplasien unterschieden werden. Angiodysplasien im Verdauungstrakt sind in aller Regel asymptomatisch und ein endoskopischer Zufallsbefund (Abb. 117, 118). Klinische Bedeutung erlangen sie durch das Auftreten von okkulten oder massiven Blutungen. Therapeutisch steht die endoskopische Elektrokoagulation und/oder Sklerosierung durch Unterspritzung (z.B. mit Äthoxysklerol/hypertoner Natriumchloridlösung) zur Verfügung. Bei Versagen dieser Methoden ist ggf. eine Segmentresektion erforderlich. Nach erfolgter Blutung muß mit Blutungsrezidiven und auch einer Neubildung von Angiodysplasien gerechnet werden. Deshalb wird empfohlen, nach der Therapie wegen einer Blutungsmanifestation in Abständen von ca. zwei Jahren eine regelmäßige endoskopische Kontrolluntersuchung vorzunehmen.